关键时刻能救命的
急救指南

FIRST AID
GUIDE

贾大成——著

天津出版传媒集团

天津科学技术出版社

图书在版编目（CIP）数据

关键时刻能救命的急救指南 / 贾大成著. –– 天津：
天津科学技术出版社, 2021.8
ISBN 978-7-5576-9539-2

Ⅰ. ①关… Ⅱ. ①贾… Ⅲ. ①急救 – 指南 Ⅳ.
①R459.7–62

中国版本图书馆CIP数据核字(2020)第136594号

关键时刻能救命的急救指南
GUANJIAN SHIKE NENG JIUMING DE JIJIU ZHINAN
责任编辑：孟祥刚

出　　版：天津出版传媒集团
　　　　　天津科学技术出版社
地　　址：天津市西康路35号
邮　　编：300051
电　　话：（022）23332372
网　　址：www.tjkjcbs.com.cn
发　　行：新华书店经销
印　　刷：北京盛通印刷股份有限公司

开本880×1230 1/32 印张9.5 字数199 000
2021年 8 月第 1 版第 1 次印刷
定价：58.00元

《关键时刻能救命的急救指南》
指导委员会

海　霞　中国医师协会健康传播工作委员会急救科普学组联合发起人

全国政协委员

中纪委国家监察委特约监察员

中央广播电视总台央视主播、播音指导

孙树侠　中国医师协会健康传播工作委员会急救科普学组高级顾问

世界卫生组织健康教育促进中心顾问

联合国绿色工业组织专家委员会委员

国家卫健委健康教育指导首席专家

中央国家机关健康大讲堂讲师团专家

中国健康教育协会常务理事

卫国福　中国医师协会健康传播工作委员会急救科普学组高级顾问

中国保健协会原副会长

中煤集团原董事长

葛志荣　中国医师协会健康传播工作委员会急救科普学组高级顾问

国家质检总局原副局长

第十一届全国政协委员

国务院参事室原参事

刘哲峰　中国医师协会健康传播工作委员会急救科普学组联合发起人

中国医师协会健康传播工作委员会常务副主任委员

施琳玲　中国医师协会健康传播工作委员会急救科普学组联合发起人

　　　　中国医师协会健康传播工作委员会常务副主任委员兼秘书长

邓利强　中国医师协会健康传播工作委员会急救科普学组联合发起人

　　　　中国医师协会健康传播工作委员会常务副主任委员

张红苹　中国医师协会健康传播工作委员会急救科普学组联合发起人

　　　　国家卫健委人口文化发展中心媒体与信息管理处处长

　　　　卫生健康文化推广平台负责人

　　　　中国家庭报社社长

张海澄　中国医师协会健康传播工作委员会副主任委员

　　　　北京大学医学继续教育学院院长

　　　　北京大学人民医院心脏中心主任医师

王革新　中国医师协会健康传播工作委员会急救科普学组顾问

　　　　国家卫健委国际交流与合作中心原处长

　　　　美国心脏协会（AHA）国际培训中心协调员

孟宪励　中国医师协会健康传播工作委员会急救科普学组顾问

　　　　人民日报社《健康时报》总编辑

李晨玉　中国医师协会健康传播工作委员会急救科普学组联合发起人

　　　　人民日报社《健康时报》总编助理、副总编

于　飞　中国医师协会健康传播工作委员会急救科普学组联合发起人

　　　　中央广播电视总台新闻中心社会新闻部总策划人

顾建文　中国医师协会健康传播工作委员会急救科普学组顾问

　　　　第十三届全国政协委员

　　　　解放军战略支援部队特色医学中心主任、主任医师、博士研究生导师

　　　　中央军委保健委员会专家

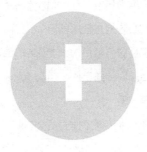

推荐序言一

    说起贾大成，首先出现在我脑海的是"中国急救科普第一人"这个美誉；其次才是头发花白，但精神矍铄，和蔼可亲，又有点儿倔的老头儿。我和贾大成是多年的朋友，也是同行，但让我佩服的是这个老头儿执着的精神。虽然他已经从北京急救中心退休10多年了，但依然坚持不懈地做着急救科普事业。从他正式加入急救队伍算起至今已有38个年头了。每天与生生死死打交道的他，满肚子急救的故事，有经验，有教训，常常看到由于病人或家属欠缺应有的急救常识而使得抢救延误或不当，导致惨痛后果乃至失去一条条活生生的生命。

    20世纪60年代，社会动荡中，不想荒废时光的贾大成猫在书店里看书，最让他感兴趣的是那些无人问津的医学书籍，其中针灸方面的书让他极为着迷。白天在书店看了针灸方面的书籍之后晚上回家就拿自己、邻居、朋友，甚至自己的父母做试验。没想到的是自学的针灸效果竟然还不错。街坊四邻，甚至几十里远的人，只要有个头疼脑热，或者身体哪儿不舒服，就会来大成家里让他"扎针"。

    后来，贾大成到农村插队，也把"贾氏"针灸带到了这里。周围老乡知道"北京来的一个知青会看病",一传十,十传百,十里八乡的乡亲们纷纷前来找贾大成这个"假医生"瞧病。就这样"非法行医"了8年,不仅没有惹出医疗事故和医闹,反而赢得了众乡亲的盛赞和关爱。

凭着对医学的热爱,8年的知青生活结束之后,他顺利地考上了大学,对医学知识进行了系统的学习,从以前的"假医生"开始变成专业的"贾医生"。自1983年进入北京急救中心工作,直到2009年退休,他把人生最美好的时光都奉献给了急救事业。

辛劳一生,救人无数。退休后,贾大成本可以好好享受晚年的幸福生活,可是这个倔老头儿,一直闲不住,坚持不懈地干着已经干了30多年的急救科普工作。他不仅挽救了无数人的生命,还对近百万人进行了急救技能培训。用贾大成自己的话说就是:"我这一辈子只干了两件事,一件事是救人,一件事是教人救人。"

虽然贾大成已经为急救事业做出了很大贡献,可是他总觉得还差得很远。他常说,中国每年至少55万人猝死,差不多平均每分钟猝死1人。如果每个人都懂得急救的方法,那能挽救多少人的生命,挽救多少家庭的幸福?可是在国内懂得急救知识的人很少,在中国学会急救的人不足1%,与发达国家有巨大差距。当然,急救普及率肯定还在上升,从北京地铁安装急救AED(自动体外除颤器)可以看得出来。在贾大成看来这远远不够,因为我们不仅缺乏急救知识,更缺乏急救的意识。当有人突然倒在自己面前时,很多人不知道如何救助。

人们不仅需要树立急救意识,也要学会急救方法。贾大成将一些人们应该学会的急救知识和急救技能整理成书，这便是我们正在捧着阅读的《关键时刻能救命的急救指南》。这本书的施救场景包括：家庭、户外、校园；施救人群包括：成年人、儿童、老年人、已病人群。此外，本书还包括针对处理心肺复苏、昏迷、休克、溺水、触电、烧伤、中毒、动物咬伤等问题的近120种急救技巧。贾大成用他专业的知识，风趣幽默的语言，深入浅出地将急救知识打碎揉细，讲得通俗易懂，可以达到现学现用的地步。

危险其实就在我们身边，只是我们不知道哪天到来。我们懂得几招急救技巧或方法，不仅可以救自己，还可以救别人。希望大家通过阅读本书，再加以练习，与贾大成老师一起挽救生命，挽救更多家庭。

——张海澄（北京大学医学继续教育学院院长、北京大学人民医院心血管内科主任医师）

推荐序言二

一年之计在于春。但比起跨年夜的希望之钟，更震撼我们心灵的是新年伊始的健康警钟。2020年12月29日，供职于拼多多的23岁女孩，在加班后回家的路上晕厥倒地，近6小时的急救未能挽救如花的生命；2021年1月1日，《巴啦啦小魔仙》中凌美琪的扮演者孙侨潞，突发心梗不幸离开人世，年仅25岁……

痛心之余，我们必须正视近年来的"猝死年轻化"：34岁的天涯社区副主编金波，36岁御泥坊原董事长吴立君，36岁华为工程师齐智勇，39岁复旦大学附属肿瘤医院放疗科医生杨立峰，44岁春雨医生创始人兼CEO张锐……本应春秋鼎盛，大展宏图，却壮志未酬，匆匆离去。他们的离开，不仅使家人悲痛、听者惋惜，更是社会的损失。

为什么不幸会发生在他们身上？个人认为，主要是他们一心投入高强度的工作，而忽视了身体健康。他们的身体应该早就出现了问题，甚至给他们发出了不少讯号，但一直没有得到重视和解决，等身体承受力到了极限，再也无力回天。倘若他们具备基本的医学知识，能够识别自己身体发出来的危险信号，及早地解决健康隐患，倘若他们倒下的时候，身边的人懂得基本的急救方法，那么或许这些年轻的生命能够得到挽救。然而在现实中，人们常常觉得自己不是专业人士，学了急救知识也未必有用武之地。殊不知，缺乏足够的急救知识储备，犹如没有携带武器的士兵，当危险突至，只能坐以待毙。

那么我们在生活中应当如何武装自己，积极"备战"呢？

这本《关键时刻能救命的急救指南》就是我要推荐给大家的"秘密武器"。这本书的作者是"中国急救科普第一人"贾大成老师，他在医疗急救领域工作了30余年，用自己的急救办法挽救了不计其数的生命。在这本书中，他将自己几十年亲身经历的案例和相应的急救方法归纳梳理，毫无保留地展示给大家。虽然贾大成老师是专业人士，但没有用高深难懂的医学术语，而是用通俗易懂的方式将最重要的急救知识传递给读者。掌握了这本书中的急救要领，你可以在遇到各种突发情况时得心应手。我建议大家无论多忙也要抽出时间读一读，毕竟治病救人的方法，越早学到越有用。学习急救知识不仅可以维护自己的健康，还能够为家人和身边的亲朋好友带来福音。

最后，再次请大家认真阅读这本书，并将书中的急救方法教给其他人。我相信，这本看似"轻如鸿毛"的书，承载着"重如泰山"的生命！

——张红苹（国家卫生健康委员会人口文化发展中心媒体与信息管理处处长，中国家庭报社社长、总编辑）

推荐序言三

跟贾大成老师相识，已10多年了。

2012年4月，《健康时报》策划了一篇报道《给医疗影视剧找找错》。此前，美国的《急诊室的故事》《实习医生格蕾》，日本的《白色巨塔》等影视剧都受到剧迷的追捧，专业、精细被认为是其制胜法宝。那时国内也推出了不少医疗剧，不过，一些剧作遭到不少医界人士的异议和批评，尤其是涉及抢救病人的剧情。《健康时报》记者联系到了北京市急救中心贾大成，彼时贾大成已凭借"急救医生贾大成"成了微博大V。贾大成对影视剧情中不当的甚至是错误的急救程序、操作一一进行了纠正。

之后，贾大成成了《健康时报》的常客，经常在报纸上科普急救知识，《健康时报》记者也乐意向他请教。2014年6月，《健康时报》与清华大学公共健康研究中心、中华医学会灾难医学分会等在人民大会堂启动了"家庭急救员"培训计划，贾大成是项目的核心成员之一。之后《健康时报》又组织了"全国心肺复苏急救公益路演火炬传递"活动，贾大成二话不说，跟着活动走遍全国。后来，报社举办的一系列全国性急救科普活动，贾大成老师都积极支持。

10多年来，贾大成从报纸到电视，从博客到微博，再到微信、视频、直播，以及各类新媒体平台；从线上到线下，从几十人到上百人、成千人的课堂，贾大成走向了网络空间里的千万网友，活跃在公众急救科普教育一线，成为名副其实的"急救科普大使"。

贾大成的《关键时刻能救命的急救指南》，也是他从事急救工作30多年来的经验和精粹。

作为急救专家，贾大成让我尊敬的不仅是全身心投入急救科普，还有身体力行推动提高我国的急救应急服务设施、网络的建设。2016年7月3日，北京一位年仅34岁的网络副主编猝死在地铁站，贾大成老师的一句话让我印象深刻："如果地铁站内有急救设备，他也有可能被救活。"

多年来，贾大成积极呼吁、推动公共场所安装自动体外除颤器（AED），呼吁公共场所的工作人员学习急救知识。欣喜的是，2020年，北京地铁等许多公共场所，已经逐渐安装了AED。这背后离不开贾大成坚持不懈的呼吁与推动。

贾大成老师的这本书不绕弯子，不兜圈子，没有空话，没有套话，也没有长篇大论，而是用简短、通俗、直白的语言，将急救技能干货告诉大家，实用性很强，易记、易学、易做。如出现昏迷、休克、骨折、溺水、烧伤、中毒、触电、鱼刺卡喉等生活中常见的紧急情况，我们可以从这本书中找到对应的解决办法，快速应对突发事件，力求让当事人化险为夷。

我愿意把这本书推荐给读者朋友，也希望越来越多的人看到这本书，懂急救，会急救！

——孟宪励（人民日报社《健康时报》总编辑）

大咖推荐语

我和贾大成老师是30多年的老朋友了。贾老师的书越来越简单，但越来越实用，这是因为贾老师想在最短的时间内将最有用的急救方法告诉大家，让每个读者朋友一看就懂，一学就会。时间就是生命，谁赢得时间谁就可能赢得生命。

——于学忠（北京协和医院急诊科主任、教授、博士生导师，中国医师协会急诊医师分会会长、中华医学会急诊医学分会第八届主任委员、国家卫生计生委急诊质控中心和北京市急诊质控中心主任、中华人民共和国国家卫生健康委员会应急办专家组成员）

医者仁心。贾大成老师从事医疗急救工作30多年，本该颐养天年，可是现在依然奋斗在急救科普的第一线。用他的话说，他一生只干两件事情：救人和教人救人。人都有死亡的一刻，他希望死在讲完急救的讲台上。这样有大德的医生，是值得我们每个人敬仰和尊重的。

——施琳玲（中国医师协会健康传播工作委员会常务副主委兼秘书长）

贾大成老师不能简单地被称为"中国急救科普第一人"，而应该称为"急救科普第一狂人"。为了急救事业，他几乎到了废寝忘食甚至疯狂的地步。贾老师是我们中国最早使用过AED（自动体外除颤器）的人，最早推广AED的人，也是最早随身携带AED的人。这样敬业的人值得我们给他点赞。

——郭平（人民网舆情数据中心大健康事业部主任）

小朋友身体、心智发育不成熟，所以更容易出现危险。可是作为孩子的家长又有多少人真正懂得一些急救方法呢？很多时候家长都是误打误撞，甚至还会酿成更大的错误。贾大成大夫在书中用了大篇幅讲小孩子，无论是在家中还是在户外遇到危险状况如何急救，希望家长抱着负责任的态度认真读一下。

——张思莱（北京中医药大学附属中西医结合医院儿科原主任、主任医师，中西医结合学会北京儿科分会副主委兼秘书）

作为医生，同样都在救死扶伤，但贾老师遇到的都是最凶险、最紧急的情况，稍有不慎就会危及生命，所以贾老师的急救工作就更为严谨，容不得半点马虎，这一点在书中体现得淋漓尽致。

——万希润（北京协和医院主任医师、硕士生导师）

贾大成老师无愧于"中国急救科普第一人"，他不仅在微博等新媒体上向广大网友传播急救技能，而且经常在电视上传授急救知识，经过他培训的人数不胜数，受益的个人、家庭、单位不计其数。学习急救知识，其实就是热爱生命，传递正能量。

——谭先杰（北京协和医院妇产科主任医师、国家健康科普专家库成员）

从专业的角度来说，医学类书籍应该是晦涩难懂的，但是贾大成老师的书深入浅出，通俗易懂，还带点风趣幽默，阅读起来就像我们与贾老师面对面交流一般，轻松自然，却受用十足。

——勾俊杰（网易健康频道主编）

感谢贾老师在急救事业上的付出，因为有了他这样的急救科普专家，才让我们有机会学习更多，让我们在自己和他人生命攸关时，有机会力挽狂澜。贾老师书中所讲的案例很生动，急救方法很实用，因为这些案例都是他实践过千百次的经验总结。认真阅读贾老师的书，为生命保驾护航。

——袁月（搜狐健康总编）

在急救方面，贾老师是我的前辈。他传授的很多急救方法，都是他几十年急救经验的总结。大家阅读贾老师的书，不仅能够学会自救，还能够救助身边的人，何乐而不为呢？

——高巍（北京大学第一医院密云医院急诊科医生、自媒体"医路向前巍子"）

CONTENTS 目录

第四章

户外意外伤害，学会如何处理

第 五 章

来自校园里的急救

第 六 章

儿童急救，有别于成人

第 七 章

给予长辈的深切关怀

第 八 章

已病人群的急救经历

声 明

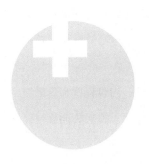

第一章

生存或死亡，
这是一个严肃的问题

1.这么多种疾病，为何把它称作"病魔之首"？

2020年，在整个世界被新冠肺炎疫情搅得天翻地覆的年末，传来了"一代球王"马拉多纳因心梗猝死的消息。他拥有那么多资源，金钱、地位、人脉等，但仍然发生了我们不愿看到的悲剧。

猝死，顾名思义，就是突然死亡的意思，更确切的说法指的是"貌似健康或病情基本稳定的患者在发病后6小时内，发生突然、意外、自然的死亡"。这个"发病后6小时内"是我国的规定，与世界卫生组织的规定相同，其他国家或地区还有规定为"12小时""24小时"。不过多数学者主张"1小时"突然死亡就可以称为猝死。

时间不是绝对的。我们都知道相声演员侯耀文先生也是因为心梗导致猝死。听闻此消息我内心很悲痛。侯耀文先生上午开始发病，感到后背疼痛，下午6点多离世。时间超过了6个小时，我们业内人士都认为他是心源性猝死。

在人类所有的疾病中，就突发性、紧迫性、凶险程度和后果而言，无论过去、现在还是将来，世界上没有任何一种疾病能够与猝死相比，所以它又被列为"病魔之首"。

判断猝死最关键的依据在于它的三大特点：突然、意外和自然死亡。"突然"表示急骤，时间短；"意外"表示预料不到，这两个词不用解释，几岁的孩子都明白是什么意思；但"自然死亡"大多数人就未必知道是什么意思了。"自然死亡"指的是由于各种疾病导致的死亡，符合生命和疾病自然发生、发展的规律，没有暴力干预而发生的死亡，不包括由于疾病以外的各种原因导致的死亡。诸如触电、溺水、刎颈、自缢、急性中毒、车祸、高空坠落、工伤事故、自杀、他杀等，称之为非正常死亡，也叫暴力性死亡。

猝死可分为两大类：心源性猝死和非心源性猝死。所谓心源性猝死，也称心脏性猝死，约占猝死人数的五分之四以上，一般在发病后1小时内就死亡，主要是由于心脏的某种原因导致患者突然死亡。患者以前可能患有心脏病，也可能并无心脏病史。引起心源性猝死的心脏疾病有两类：一类是冠心病，其中急性心肌梗死是冠心病的严重类型，是导致猝死的第一原因，占猝死总数的80%~90%；另一类是除冠心病以外的其他各种心脏病，如心肌炎、心肌病、主动脉夹层动脉瘤，等等。

国家心血管病中心2019年发布的数据显示，中国心源性猝死的发生率约为每10万人中有41.8例，也就是说全国每天有1500人发生心源性猝死。院前心肺复苏术（CPR）的自主循环恢复率为25%~40%。我国心源性猝死患者最终能被抢救回来，并完全恢复的概率只有2%左右。

非心源性猝死也称非心脏性猝死，指患者因心脏意外的原因导致的突然死亡，占全部猝死的10%~20%。

其中，心梗是冠心病中一个非常严重的类型，为冠状动脉闭塞、血流中断，使相应的心肌因严重而持久的缺血发生坏死，而导致心脏功能的严重损害，死亡率很高。所以重视预防和加强健康教育特别重要。

2. 去世前一天，他发短信给妈妈："我太累了！"

深圳某IT公司36岁的程序员，猝死于酒店的马桶上。

当天深夜1点钟，张斌还发过最后一份工作邮件。根据张斌的同事透露，为赶工程进度，张斌加班至早晨五六点钟是家常便饭，又要继续上白班。去世前一天，他曾给母亲发短信，说自己"太累了"。

导致年轻白领猝死有很多危险因素，其中最常见的因素就是过度劳累，精神压力大。长时间工作会大量消耗体力和脑力，使身体与大脑陷入疲倦状态；另外，大脑过度兴奋，会使人失眠或睡眠质量不佳，影响心血管系统、消化系统、泌尿系统、神经系统等，进一步降低人体免疫力。过度劳累还会增加人体交感神经的活性，使血压升高，加重心血管负担，进而增加患心血管疾病的风险。

再说一说工作压力。压力过大会引起肌肉紧张、心跳加快、血压升高，使得更多糖和脂肪溶入血液，形成血栓的机会增多。人受到压力后，交感神经系统向肾上腺发出信号，释放肾上腺素、皮质醇等激素，引发一系列生理病理的发生，其结果就是心肌供血、供氧减少，促发或加重心绞痛、心梗、心衰等。

作息不规律、熬夜是健康杀手，长期如此会让人的精神状况始终处于一个紧绷的状态，最终导致机体的电解质出现紊乱。同时，身体正常的24小时生物节律被打乱，容易导致体内各脏器功能失调，出现心律不齐，或者是心脏衰竭，猝死的概率骤然上升。

饮食随意或作息不规律，这些不良因素成为诱发猝死的导火索。我们所说的经常熬夜的人，主要指那些经常熬夜工作或者是做一些刺激性活动的人。

根据网络数据统计，最容易猝死的行业Top7，天天加班，精神高度紧张的IT程序员排在第2名，"勇夺榜首"的是网店店主。其他第3到第7名分别是：新媒体运营、广告人、医生、一线工人和运动员。可见，这些职业都与疲劳、压力大有关。

除去过度劳累之外，还有哪些人是容易猝死的高危人群呢？

从我这么多年的从医经历上讲，中老年人猝死发生率是最大的，最危险的是50~70岁年龄段的中老年人，其次是40~50岁的人，之后才是40岁以下和70岁以上的人。

我还要说一说有家族慢性病史的人群。如果父母有动脉硬化、高血压、冠心病、脑血管病、糖尿病等慢性病，那子女得这些病的概率就高；反之，如果父母没有这些病，那子女得这些病的概率就低。冠心病虽然不是遗传性疾病，但有遗传倾向。另外，更多的原因可能是，一个家庭的成员由于长期在一起共同生活，有相同或相近的生活习惯，甚至连为人处世的性格和行为都很接近，这也会成为病变的危险因素。

还有就是那些性格过于固执急躁的群体，也就是我们常说的A

型性格的人。这类人固执、急躁、办事较真、人际关系紧张，他们血液中的肾上腺素含量较高，容易发生高血压、冠心病。

一般情况下，男性的猝死率远远高于女性，这可能与男性较多地承受家庭与社会压力，以及男性多有吸烟、酗酒、熬夜等不良生活习惯有关。值得注意的是，女性更年期前发病率低于男性，而更年期后发病率逐渐升高，与男性接近甚至已超过男性，这与体内的性激素水平有关，尤其以心脏性猝死为首发症状的女性患者比率明显高于男性，女性到了更年期就要提高警惕了。

有些人"貌似健康"，而实际上可能有潜在的、尚未被发现的某种疾病，如心脏病。这样的隐匿型冠心病患者，我几乎每天都能遇到，尤其是相对年轻的患者，比如40多岁或50多岁，甚至是20多岁、30多岁的人，都可能出现。所以即使你很年轻，也不能不把猝死不当回事。

3. 重视身体发出的预警信号

猝死虽然来得突然，猝不及防，但是有一些猝死发生前是有一定征兆的。只不过身体发出的预警信号，很多人没把它当回事而已。

如果身体有以下表现，那么预示着猝死有可能发生：

首先要说的就是胸痛，常见于急性心肌梗死，这是最危险、最多见的情况。另外，肺梗死、主动脉夹层、张力性气胸等，虽然发生率没有急性心肌梗死高，但是一旦发病比急性心梗更凶险。急性心肌梗死的典型表现是胸痛，但是发生胸痛不一定都是急性心梗，岔气也会引起胸痛。所以要有这方面的意识，胸痛首先要想到会不会是心脏病。

急性左心衰、重症哮喘、气胸等都可导致呼吸困难，甚至迅速危及生命。所以出现呼吸困难的症状也要立即采取措施。

突然心率加快，尤其是当心率超过140次/分钟，发作时间稍长可导致血压下降，甚至休克。无原因出现的心率加快通常是快速性心律失常的结果。多数心律失常的危险性较小，不会引发猝死。然而，如果是频繁发作的恶性心律失常，并且伴有头晕、心脏停搏感，就要特别重视，这有可能发展为猝死。发生急性心梗时，心率突然超过120次/分钟，可能是室性心动过速，预示着随时可能发生室颤（80%以上的心脏骤停发生后的数分钟内都是室颤）。严重的心脏房室传导阻滞，致患者心率减慢至60次/分钟，甚至50次/分钟，也是猝死的危险信号。

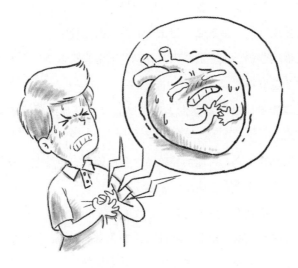

胸痛常见于急性心肌梗死

突然剧烈头痛，甚至呕吐，平日有高血压的患者可能是将要发生，或已经发生过急性脑血管病。

患有急性胰腺炎、消化道穿孔、急性阑尾炎、急性胆囊炎、肠梗阻、宫外孕破裂、主动脉夹层等疾病的患者均极有可能发生心脏骤停。

患有气道异物阻塞、喉头水肿、颌面部及颈部损伤等疾病的患者，因缺氧可能有呼吸心跳停止的危险。

发生抽搐的时候，可能是癫痫大发作、癔症、小儿高热惊厥等各种原因引起的短暂性脑缺血等，也可见于心脏骤停的瞬间。

其他情况还有：

突然昏迷，可能是各种原因引起的心脏骤停、急性脑血管病、颅脑损伤、低血糖症、各种急性中毒等。

晕厥或猝倒，多数晕厥是由于心跳突然减慢或停止，导致脑供血不足而引起的。大多数晕厥或猝倒的人能自行恢复，但不能恢复的，便会造成猝死。

肢体瘫痪，可能是发生了急性脑血管病或神经系统的其他严重疾病。

血压急剧增高，可能会导致急性脑血管病、急性左心衰等；血压急剧下降，完全有可能发生休克。

呕血、咯血等，由于出血而导致休克或窒息，继而危及生命。

引起猝死的绝大部分急症都有比较典型的表现，出现这样的症状，可要高度警惕了。患者身边的人应该立即拨打急救电话，并且守在患者身旁，进行力所能及的抢救。

4.身边有人发生猝死，你该怎样做呢？

当身边有人发生猝死，要立即进行急救。要知道，当心脏骤停的时间超过4~6分钟，脑组织则发生永久性损害，超过10分钟则脑死亡，无可挽救。特别是大约90%的猝死发生在医院以外的场合，送医院来不及，救护车又不可能在数分钟内到达患者身边。因此，在救护车到来之前，患者身边的人应该立即采取及时、正确的心肺复苏，重建和维持患者脑组织的供血，这是必须且刻不容缓的方法。

如果遇到有人突然倒地，应立即轻拍双肩，分别在耳朵两侧大声呼唤，检查是否有反应；如果没有反应，立即用5~10秒钟的时间通过观察胸部有无起伏判断呼吸是否停止。如果意识丧失、呼吸停止或呈喘息样呼吸，说明心脏已经骤停，应该马上做到：

请人拨打急救电话120，就近取来AED。如果现场只有施救者一人，立即打开手机的免提，边打电话边做胸外心脏按压；如果现场只有施救者一人，又能马上取到AED，应立即使用AED进行急救。

做心肺复苏，重点是胸外心脏按压，这是整个抢救过程中最基本的抢救方法，着重胸外心脏按压，目的是为保证脑组织的供血。

尽快对患者的心脏进行电击除颤，就需要AED出场了。这是全抢救过程中最关键的抢救，目的是促使心脏复跳。

AED的使用是心肺复苏全过程中最关键的一环，目的是消除"室颤"，恢复心跳。仅有按压而无AED使用的心肺复苏，复苏成功率极低，如果及时使用了AED，复苏成功率会大大提高。

我们可以把上述心肺复苏操作简化为以下四步：判断—呼救—按压—除颤。下边还要说到，在此不做过多赘述。

目前，我国每年有54.4万人发生猝死，平均每天有1500人猝死，每分钟就有1人猝死，而绝大多数人没有学习过心肺复苏的操作。因此，强烈呼吁大家都来学习掌握心肺复苏的操作，治病救人，做错了不如不做。唯有心肺复苏，做错了也比不做强，不做肯定死，做就有可能活。

5.为什么说这4分钟的价值犹如黄金？

对于猝死，在刚开始的4分钟内，就能对患者进行有效的心肺复苏抢救，其作用可以用四个字形容：至关重要。这最初的4分钟，常常被称作挽救生命的"黄金4分钟"。

我们知道，人一旦发生猝死，全身所有的组织、器官都会受到不同程度的损害，脑组织首当其冲。大脑是人体耗氧量最高的组织，别看大脑重量仅占人体自身重量的2%，血流量却占全身总重量的15%，而耗氧量则占到全身总耗氧量的20%~30%，婴幼儿更是高达50%。因此，脑组织比任何器官都更怕缺氧，对缺氧更为敏感。比如，在工厂里，工人的手不慎被机器切断与身体分离，供血、供氧完全中断，但是只要条件较好，创口整齐，又保持了断肢的干燥，一般在常温下6小时内都可以将断肢再植成功。可脑组织对于缺血、缺氧的时间就不能以小时来计算了，而是以分秒来计算。

患者发生心脏骤停后，呈现出来什么样的状态？咱们可以拉一条时间轴：

骤停瞬间：心音、脉搏消失。

3~4秒：出现头晕、眼花、恶心。

10~20秒：出现严重的脑缺氧，患者意识会突然丧失，伴有全身性、痉挛性抽搐，双侧眼球固定、上移，瞳孔散大，口唇青紫。

30~40秒：双侧瞳孔散大，对光反射消失。

40~60秒：呼吸停止或喘息样呼吸，伴有大小便失禁。

如果心跳、呼吸停止的时间超过了4~6分钟，脑组织就会发生不可逆的损害。即便抢救过来，也很容易留下后遗症，如轻者反应迟钝，记忆力减退，重者甚至变成植物人。当然还有介于两者之间不同程度的后遗症，会给患者造成永久性的伤害。

如果心跳、呼吸停止时间超过了10分钟，导致脑死亡，生命就无可挽救。

因此，对于猝死的患者，只有抢在"黄金4分钟"内进行心肺复苏，而且抢救开始得越早才越有可能挽救更多的生命。争分夺秒，也就成为急救医学中的最高原则之一。

6.没想到，心肺复苏第一步竟然是这个！

心肺复苏其实不算难，也不需要任何医疗器械和多高深的医疗专业知识，您只要有手就成，比开车好学多了。心肺复苏操作分为几个步骤？答案是七步。第一步需要做什么呢？是不是需要牢记"黄金4分钟"的重要性，立即扑到患者身上开始心脏按压呢？

非也非也。

第一步，迅速评估现场环境的安全性。只有判明已经造成的伤亡，将要发生的危险，以及可能继续造成的损伤等，然后快速排除各种险情，确保施救者的人身安全，才可进入现场。

特别是在一些诸如地震、爆炸、火灾，以及一些大型车祸现场，你首先要弄清你自身、伤病者和围观者有无危险，有无后续危险，然后再评估现场可供使用的资源及必需的援助。大多数情况下，事故的引发因素可能仍然对急救人员存在着威胁。因此，首先要确保你自身的安全。最简单的道理，如果你也受伤了，还怎么救别人呢？

救援人员进入现场前，应对现场可能出现的危险进行充分评估，选择快速而安全的进出路线，并注意有无可以紧急避险的掩体等，还应充分利用防护装备，如头盔、反光背心、防护手套、安全眼镜、绝缘防护胶靴、防毒面具，等等。既要尽量减少与避免不必要的伤亡，又要努力挽救更多的生命。

根据现场环境的具体情况，救援人员应采取必要的防护措施。只有确保救援人员自身的安全，才能保证伤员的安全，否则可能事与愿违，造成更大的损失。救援人员应在尽快排除各种险情后，才可进入现场。

通常十分简单的措施，比如关闭电源等，即可保证现场的安全。有时需要更加复杂的操作，才能达到这一目的。清楚自己的能力所限，不要企图做太多的事情，以免你自己和伤病者陷入进一步的危险之中。

如果无法清除危及生命的危险物，必须尽可能地将伤病者移开，保持适当距离；但有一点，除非必须，否则不要将伤病者搬离原地，免得造成二次损伤。你需要工具及专业人士的帮助。

严重事故发生时，警方一般会控制现场。记住切勿破坏现场的任何证物，尤其是在有人员伤亡的情况下更是如此，因为这将涉及法律调查等事宜。

这一步完成了，就可以迅速进入下边的其他救助环节。

第二步，判断伤者有无意识和呼吸。

第三步，立即拨打急救电话120。联系急救中心和其他应急部门，提供伤员和事故的准确信息，确保其能进行有效的救助。然后判断现场状况，确保安全后开始急救。

第四步，将伤者放至复苏体位，即仰卧位。患者头、颈、躯干平直无扭曲，双手放于躯干两侧。具体方法是，先跪在患者身体一侧，然后将其两上肢向上伸直，将远侧的腿搭在近侧腿上，然后用一只手固定在患者的后脖子部位，另一只手固定在远侧的腋窝部位，用力将其整体翻转成仰卧位。避免身体扭曲弯曲，以防脊柱脊髓损伤。患者仰卧的地面要坚实，否则按压时深度不够，心脏排血量会减少。

第五步，胸外心脏按压。

第六步，开放气道。

第七步，口对口吹气。

以上这七步就是心肺复苏的具体操作了。

7. 如何判断伤者是否需要马上心肺复苏？

心搏骤停的诊断标准有以下几条：第一条，神志和意识突然丧失，呼之不应；第二条，大动脉搏动消失，大动脉指的是颈动脉、股动脉；第三条，呼吸停止或呈喘息样呼吸；第四条，心音消失；第五条，面色和口唇的色泽改变，皮肤苍白或明显发绀；第六条，眼球固定、上移，瞳孔散大，对光反射减弱以致消失；第七条，心电图，85％心搏骤停初期患者心电图显示室颤，少部分表现为心电机械分离，或呈直线的心脏停搏图形。

而对于非医务人员来说，可以直接简化为两条：一是意识突然丧失；二是大动脉搏动消失。不过，2000年8月15日，美国心脏协会在其官方杂志《循环》上颁布蕴含世界各地学术精英共同理论与实践结晶的国际心肺复苏标准——《2000美国心脏协会心肺复苏及心血管急救指南》（以下简称《指南》）。这上面给出的心肺复苏判断：第一条，意识突然丧失保持不变；第二条，改成呼吸停止或呈喘息样呼吸。

为什么改了呢？脉搏摸得好好的，为什么取消了呢？《指南》只给出了一条理由，就是65％以上的人摸脉摸不准：有脉搏说成没有，没有又说成有。相比较而言，检查呼吸更不容易出错。

针对这一标准我给了一条理由，就是绝大部分患者都是心跳先停，呼吸后停。既然是这样，没呼吸的患者，绝大多数人就没心跳了，所以就不必看脉搏了。也就是说，不用检查有没有心跳，只要是意识丧失，只要是呼吸停止，符合这两条就够了。

可见，简化成两条标准是非常必要的。在争分夺秒的抢救生命面前，这个流程（检查瞳孔是否散大、血压是否能测出、心音能否听得到）太烦琐，浪费时间太多，只能耽误宝贵的急救时间。另外，就是很多情况下病人心搏骤停往往发生在野外，不具备仪器检测条件，采取这两个简单标准去判断，有利于节省时间，尽早在现场进行心肺复苏。

心搏骤停的判断只有两条：

第一，首先轻拍病人双肩，同时分别在耳朵两侧大声呼叫，询问："喂，先生，你怎么啦？""发生什么事啦？"或者给予一些简单指令："睁开眼睛！"问话要低声而清晰。如果病人没有反应，则为意识丧失。

第二，如果病人没有反应，立即用5~10秒的时间，通过观察胸部、腹部有无起伏来判断有无呼吸。如果一起一伏，表示呼吸存在，反之，呼吸消失。

有些病情危重的患者会出现鼻翼扇动、口唇发绀、张口呼吸困难等情况，出现呼吸频率、深度、节律异常，呼吸时有时无，此时可用手心或耳朵贴近病人鼻腔或口腔前，感应是否有气体进出，或者用一片薄纸等足够轻的物体放在病人口鼻处，观察薄纸是否随呼吸来回摆动。

对于昏迷的病人，可能因舌根后坠阻塞气道而造成呼吸困难或停止现象，此刻要首先打开气道，可用"压额提颏法"，用一手小鱼际放在病人前额向下压迫；同时另一手食指、中指并拢，放在颏部的骨性部分向上提起，使得颏部及下颌向上抬起、头部后仰，耳垂与下颌角的连线和患者仰卧的平面垂直，即双侧鼻孔朝正上方，气道即可开放。

小鱼际可能很多人不知道在哪里。其实，小鱼际位于手掌的内侧，包括小指展肌、小指屈肌、小指对掌肌，以及掌短肌。《黄帝内经·灵枢》中写道：手掌两侧高起之白肉，状如鱼腹，称之为鱼。拇指侧那边称大鱼际，小指侧为小鱼际。大家明白了吧！

8.这样做心肺复苏，你是要气死我

身为一名退休急救医生，我对急救事业无比热爱，出于职业敏感，每次看到有关急救心肺复苏操作的视频，都会点开看一看。遗憾的是，好多视频里心肺复苏操作的手法都是错误的，更为夸张的是有人给仍有呼吸心跳的人做心肺复苏，这些错误的操作者里面甚至有医学院的学生、医院的医生和护士。

曾经看过一个视频。2019年5月8日，某小区房子着火，消防员到场后发现是厨房起火，在屋内发现一名40岁左右的男子躺在厨房门口不省人事，判断这名男子可能是现场吸入了大量浓烟。救援人员立即对其进行人工呼吸及心脏复苏，经过10分钟的紧张救援后该男子心跳恢复，现场火势也很快被控制。救火又救人，网友们纷纷点赞。

这事儿绝对是个正能量，但是视频中的救助过程却让我直摇头。视频显示，抢救地点是在电梯口，那名男子做出摇头的动作，并且痛苦地呻吟着，此时消防员正在进行心脏按压。

这段简短的急救视频有两点错误：其一，大活人是没有必要进行心肺复苏操作的；其二，消防员心肺复苏按压的位置也不对，太

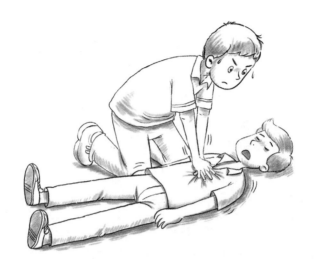

正确的心肺复苏，才能挽救生命

偏下容易导致剑突和肋骨骨折，甚至造成肝脾破裂。

给活人做心肺复苏，无异于害人！

为什么这样认为呢？

首先，给一个心跳未停止，意识清楚，甚至是正常人做胸外心脏按压，等于告诉人家："你命休矣！"这会给被按压的人造成紧张、不适、惊慌、恐惧。

其次，打乱了心脏跳动原有的规律，不可能保证正好在心脏收缩时下压，而心脏舒张时放松，势必导致血流动力学的改变，心排血量受限、下降，各组织器官供血不足，严重的甚至导致心源性休克、死亡。

不专业的心脏按压还可能发生肋骨和胸骨骨折，造成心脏、肺脏的损伤，以及肝脾破裂等严重情况，进一步导致气胸、血胸、心肌损伤、冠状动脉损伤、心包填塞、内脏大出血，给患者造成不必要的伤害。

如果对一个正常人做胸外心脏按压，必然影响到呼吸，会使得呼吸的频率、深度大大增加，导致过度换气，二氧化碳不断被排出而浓度过低，引起呼吸性碱中毒，出现头晕、手脚麻木等情况，严重时四肢可能出现抽搐，甚至意识丧失。

消防员救死扶伤的行为应当得到肯定，不过急救特别是心肺复苏操作是一门科学，需要严肃对待、认真学习，仅凭热情是不行的。

9.干货来了！胸外心脏按压这样做最有效！

胸外心脏按压是重建循环的关键方法，是徒手心肺复苏操作中最重要的环节。正确的操作可使心脏排血量恢复到正常时的25%~30%。

有人觉得好奇，在体外就那么一下一下按压，怎么就能促进心脏起搏，为血液流动提供动力呢？

它的原理是这样的：胸部按压时，心脏在胸骨和脊柱之间挤压，使左右心室受压，心脏内的血液射向主动脉，进入全身动脉血管；放松压迫后，心室舒张，血液回心。这个叫作"心泵机制"理论。

人体血液循环的动力不单是"心泵机制"，主要还是来自胸腔内压增减的变化，心脏骤停病人的胸廓仍具有一定的弹性，胸骨和肋骨交界处可因受压下陷。因此，当按压胸部时，引起胸腔内压普遍升高，使血液向前流动，导致肺血管床中的血液流经心脏进入全身血管，即为"胸泵机制"理论。此时的心脏就像一根输送血液的管道，失去了瓣膜的功能，而胸腔入口处的静脉瓣则保证血液向动脉方向流动。当胸外心脏按压时，人工循环的动力有可能"心泵""胸泵"两种机制共存，在一定条件下发挥各自的作用。

胸外心脏按压虽然管用，但是操作方法一定要正确。

具体操作手法是：

患者平仰卧于硬板床或平地上，施救者跪在病人身体的任何一侧，正对病人乳头位置，两膝分开，与肩同宽；两肩正对病人胸骨上方，两臂基本伸直，肘关节不得弯曲；以髋关节为轴，利用上半身的体重及肩、臂部的力量垂直向下按压胸骨的下半部。

按压部位：一手中指压在病人的一侧乳头上，手掌根部放在两乳头连线中点，不可偏左或偏右。另一手重叠其上，手掌根部重叠，双手十指交叉相扣，确保手掌根部接触胸骨正中位置。

按压深度：5~6cm，或胸壁厚度的1/3。按压时，以触摸到颈动脉搏动最为理想。

按压频率：100~120次/分钟。放松时，要使胸廓完全回弹、扩张。否则，会使回心血量减少，但手掌根部不要离开胸壁，以保证按压位置始终准确。

按压应有规律，按压与放松的时间应相等。按压时垂直用力向下，不能用冲击式的猛压。

此外，需要强调一点，除非实施必要的抢救操作，如除颤，或者因为需要转运搬动，实施胸外按压时尽可能别停，一旦中断胸外按压，之前通过按压所建立起来的脆弱的人工血流动力学就会被破坏，而且中断时间越长越难以很快恢复到之前的水平。实在不得已需要中断按压的时候，也尽可能缩短所消耗的时间，不要超过10秒钟。

10.胸外按压最容易犯的10种错误

心肺复苏是抢救病人生命的重要方法和手段，掌握这一急救技能并不困难，只要经专业人士指导，多加练习就可以了。不过，挽救生命毕竟事关重大，急救措施千万不能出错。当有病人倒地、意识丧失、呼吸停止时，在救护车到来之前，该出手时就应该出手，但是愿意去做不等于会做，一定要掌握正确的姿势。我这里归纳了10种胸外按压常见的错误方式，目的不是让大家错上加错，而是让大家提高警惕，不要犯错，提高施救的成功率。学习过心肺复苏的人也可以对照看一看是否犯过这样的毛病，有则改之，无则加勉。

（1）按压部位

正确：胸骨下半部，两乳头连线中点。

错误：向下容易使剑突软骨受压折断导致肝破裂；如果偏左或偏右容易导致肋骨或软肋骨骨折，造成气胸、血胸。

（2）双手姿势

正确：手掌根部重叠，双手十指交叉相扣，确保手掌根部接触胸骨正中位置。

错误：双手手掌交叉，容易导致肋骨骨折。

（3）手臂姿势

正确：两肩正对病人胸骨上方，两臂基本伸直，以髋关节（大胯）为轴，利用上半身的体重及肩、臂部的力量垂直向下按压胸骨。

错误：两臂不垂直，按压力度就不均匀，容易导致按压无效或骨折，身体前后摇摆式按压更容易出现严重并发症。

（4）手指跷起

正确：十指交叉相扣，只有手掌根部接触胸骨。手指跷起，不要压到胸部，以保证用力垂直。

错误：按压时除了掌根部贴在胸骨外，手指也压在胸壁上，一同用力，容易造成用力不垂直，甚至造成肋骨或软肋骨骨折。

（5）肘部姿势

正确：两臂伸直，肘关节不要弯曲，以保证用身体的重量垂直下压用力。

错误：按压时肘部弯曲，不能保证用身体的重量垂直下压，容易疲劳，而且容易造成肋骨骨折。

（6）按压深度

正确：按压深度5~6cm，或使胸壁厚度下陷1/3为宜。

错误：按压深度不够，心脏排血量减少；按压深度过深容易造成肋骨骨折。

（7）手掌移位

正确：手掌根部不要离开胸壁。

错误：放松时抬手离开胸部按压位置，造成下一次按压部位错误，也有可能导致骨折。

（8）胸部回弹

正确：放松时使胸部完全回弹、扩张，按下去多深，抬起来就要多高。

错误：未回弹时，胸部仍承受着压力，回心血量减少。

（9）骑跨式按压

正确：站立或跪在病人身体的任何一侧，身体对正病人乳头位置，两膝分开，与肩同宽。

错误：不能骑跨在病人身上，以免手掌按压胸骨两侧，造成肋骨骨折，也不便于做口对口吹气。

（10）复苏体位

正确：把患者放在坚实的平面上，摆放成仰卧位，凡不是仰卧位一律摆放成仰卧位，也叫作"复苏体位"。

错误：病人未仰卧在坚实的地面上，躺在软床或沙发上，按压深度不够，造成心脏排血量减少。

11.心肺复苏是个力气活儿，一边按压一边唱歌吧！

持续高质量胸外按压是个非常考验体力和耐力的技术。有些人初次进行心肺复苏抢救，精神高度紧张，难免动作不规范。即便是专业医生，在每一次急诊科或监护室里给病人进行心肺复苏时，都需要青壮年医生和男护士们轮流按压，平均2分钟左右就要换一次人。

同时，患者发病大多数是在医院以外的各种场所，等急救医生赶过去的时候，患者多数是仰面朝天躺在坚硬的地上，而你是要跪在病人身体一侧进行按压，哪里有舒适的急救环境呢？一线的急救医生，因为经常参与抢救，什么地方都跪过，两个膝盖都是厚厚的茧子。在我进行心肺复苏教学的时候，有的学员第一轮操作练习结束后，膝盖都是青紫的，后悔没套上护膝。

对于非医务人员，如何才能保证按照标准匀速按压是个难题。如果按压速度太快，没能等到心脏完全充盈，又按了下去，回心血量不够，心排血量必然减少；按压次数不够，同样心排血量减少。这又是救命的事，半点不能马虎，应该怎么办？

这样的情况下，我教给大家一个好办法：一边唱着歌，一边按压。

这时候还有心情唱歌？

唱歌的目的是跟着歌曲节奏按照每分钟100~120次的标准匀速按压，不仅可以更好地掌握胸外心脏按压的节奏、频率，也可缓解心肺复苏操作时的紧张情绪。

根据《2010美国心脏协会心肺复苏及心血管急救指南》推荐的按压频率，节拍为每分钟100~120次的流行歌曲被广泛地提议用作节拍器来帮助为按压计数，已有一些被认证为CPR教育的培训歌曲，包括比吉斯乐队的*Stayin' Alive*（《活着》）和拉尔夫·巴特勒的*Nellie the Elephant*（《大象奈莉》）。

在新加坡，新加坡人的国歌《相信我吧，新加坡！》也非常符合按压频率要求。2014年，国内的一项研究也证实了音乐《拉德斯基进行曲》辅助心肺复苏培训，在帮助操作者合理控制胸外按压频率方面有显著效果。

对流行音乐我这个岁数的人肯定不如年轻人熟悉，不过我可是有几十年"戏龄"的戏迷哦，一般我会借鉴京剧的一些板式、唱段的节奏。

对于国人，上面提到的那些歌大家一般不是很熟悉，国粹京剧年轻人喜欢的也不多，不过你可以试一试下边的流行歌曲：凤凰传奇的《最炫民族风》、萧敬腾的《王妃》。

上岁数的人不了解这些歌曲，也可以试一试《运动员进行曲》《解放军进行曲》。

需要悄悄提醒一句：这些歌曲你在练习心肺复苏操作时可以唱出声来，但在真正抢救心脏骤停的病人时千万别唱出声，免得惹怒大家："人家心跳都停止了，你还唱歌啊？"

12.口对口吹气，是技术，更是科学

每连续做30次胸外心脏按压之后，就该开放气道了。

开放气道，要采用"压额提颏法"，我在前面已经介绍过了。

有人说了，这太专业了，我的大脑说"学会了"，可是我的手却告诉我"不，你不会"。那好吧，再告诉你四个字"鼻孔朝天"。这回简单了吧！照着做就可以了。

气道开放之后，下一步就是口对口吹气。施救者立即张开嘴将病人的嘴完全包严实，并用食指和中指捏住患者鼻孔，向病人肺内连续吹2次气。每次吹气应为1秒，然后松开紧捏患者鼻翼的手指，使气流排出。

需要注意的是，胸外心脏按压与口对口吹气的频率比应为30∶2，即每做30次胸外心脏按压，做2次口对口吹气，即为一个循环。

每个人的身体状况不一样，吹气量多少以看到胸廓起伏为准。如果急救现场有两个以上人员参与施救，应每2分钟更换按压者，并在5秒钟内完成交换。

有网友好奇地说，呼出来的都是二氧化碳，再给患者吹入，还能起作用吗？是这样的，空气中氧浓度约为21%，吸入肺后人体可利用3%~5%。也就是说，呼出的气中仍含有16%~18%的氧气，这完全可以保证身体重要器官的氧供应，足够病人使用。

13.人工呼吸的时候，会不会传染艾滋病和乙肝？

进行心肺复苏操作时，口对口吹气是重要的一环。然而，受一些影视剧的影响，一说到口对口吹气，很多人想到的不是救死扶伤，而是"爱的供氧"。有的人甚至脑洞大开地问：如果急救人员或者患者其中一方是某种病毒、细菌携带者，口对口呼吸会不会感染艾滋病或者乙肝病毒？

咱们从头说起。能够去做，而且经常做心肺复苏的人主要有院前急救人员、院内的医务人员、急救系统的工作人员、警察、消防队员和其他愿意帮忙的热心群众。抢救就可能接触到患者的体液，无论暴露于何种体液下，对急救人员和病人都有潜在的疾病传播的可能。不过急救人员大多经过专业培训，能够避免接触血液和体液。实际情况也证明，院前感染疾病的传播风险不会高于院内。再者，艾滋病主要的传播途径包括性接触传播、血液传播、母婴传播、人工授精等，不会通过唾液及身体的接触方式传播。尽管在医务人员和病人之间有因输血、沾血器械刺破皮肤传播艾滋病的风险，但在心肺复苏中由于口对口呼吸而被传播者未被证实。对于乙肝病毒，虽然直接的口对口进行心肺复苏可以发生唾液交换，但是HBV（乙型肝炎病毒）阳性的唾液并未显示可以由口腔黏膜、共用的污染器或乙肝携带者传播。所以急救人员感染艾滋病或乙型肝炎的可能性是很小的。理论上，唾液或空气传播的疱疹、脑膜炎双球菌、空气传播疾病，如结核和其他呼吸道感染等情况的风险很大，但罕见疱疹由心肺复苏传播的报道。

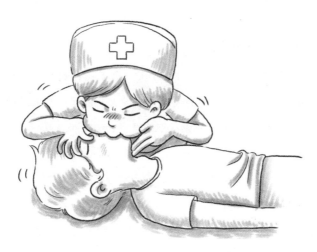

人工呼吸是心肺复苏最重要环节

虽说是在紧急情况下救人，但是卫生问题仍然不可忽视。如果对传染这样的事情有顾虑，可在患者口上覆盖一次性CPR（心肺复苏术）屏障消毒面膜，然后进行口对口吹气。这种面膜专门用于口对口吹气时的唾液隔离、空气过滤，防止病菌交叉感染。

如果没有这样的设备，在伤病员与施救者口之间用透气布料隔开，也可起到一定的防污染作用。

　　当然，如果您在做心肺复苏时不愿吹气，完全可不做口对口吹气。早在《2000美国心脏协会心肺复苏及心血管急救指南》中就曾指出，可以不做口对口吹气，但一定要做胸外心脏按压，别忘记拨打急救电话120。

14. 我不会心肺复苏，但我会掐人中哦！

生活中常有这样的认识，病人晕倒时掐人中能够使其清醒，很多影视剧里也是这么演的。甚至有人认为掐人中可以代替心肺复苏。这种说法正确吗？科学吗？严谨吗？

人中位于鼻唇沟的上 1/3 与下 2/3 交界处，被称作急救昏厥要穴。掐人中是一种强烈的疼痛刺激，而对于单纯性晕厥患者，不管掐不掐人中穴他都会醒来。对于中暑类患者，当务之急是尽快脱离中暑环境，采取适当措施使体温接近正常。像脑出血、脑组织被血肿压迫等患者处于昏迷状态时，无论你如何掐人中，人都不会醒来的，需要医疗干预才能解决问题。所以说掐人中起到的只是疼痛刺激作用，对患者没有救治价值。

实际上，掐人中一旦做得不对，很可能造成致命性伤害。比如，掐人中时抠住下巴的手往下使劲用力按压，极有可能造成病人的舌头堵塞气道，引起窒息。病人昏迷时有可能伴有呕吐物，按压不正确使得气道闭合，可能使分泌物周围的小空当也被堵住了，使患者窒息缺氧死亡。针对牙齿松动或戴假牙的老年人采用掐人中的方法，同样可能造成牙齿脱落，掉入气道之中导致窒息。另外，最需要强调的是"时间就是生命"，如果病人心脏骤停，必须争分夺秒地开展现场心肺复苏。如果关注点只放在掐人中上，延误了宝贵的抢救时机，病人可能会有性命之虞。

还有一种说法，当心脏病猝发，马上脱掉袜子，用缝衣针分别刺破10个脚趾尖，然后各挤出一滴血，不等挤完10个脚趾尖，病人就会活过来。

这种说法就更荒唐了，千万别相信。刺血这个过程仅仅是刺破皮肤的毛细血管，挤出其中一滴血，不管刺什么部位，都不会产生急救效果。

实际上，一些所谓的民间秘方不起作用，急救还是要相信科学。

15. 不放弃！心脏骤停一般至少持续抢救30分钟

进行心肺复苏，持续抢救至少需要多少时间呢？一般来说，对心脏骤停者就地进行及时、正确的心肺脑复苏，至少需要抢救30分钟。如果仍然无效，只能放弃。

我这里举两个例子。2014年10月28日，一名南京大学食堂的工作人员在上班时突然晕倒，心跳呼吸骤停，被紧急送往南京鼓楼医院。抢救室的医护人员立即围了上去，紧急不间断地胸外心脏复苏按压、开放气道、电除颤、生命体征监测、静脉补液……2小时之后，这个19岁的小伙子成功获救。

另外一个案例。2004年8月7日，一位心脏停搏长达3小时的急性心肌梗死合并肺栓塞患者，经过北京安贞医院医师们3小时心肺复苏和两次溶栓后，远离了死神，而且恢复了正常的生活和工作能力。

在心肺复苏过程中，如果心跳、呼吸、意识一直不恢复，也不可能无休止地抢救。经过15分钟以上抢救，患者仍无任何反应（深昏迷，无自主呼吸，脑干反射全部消失），这说明已经脑死亡，即可终止抢救。否则，不能放弃抢救。

　　实际抢救工作中，很多患者经过15分钟的抢救，甚至超过30分钟的抢救，仍持续无任何反应，再继续抢救也是不可能起死回生的。向患者家属告知患者死亡或终止抢救，是每个医生最头痛的事。医生都不愿在此刻去面对家属，但又必须去面对。因此，各医院一般在明知救不活的情况下，心肺复苏的时间依然超过30分钟才终止抢救，这主要是为了减少医患纠纷。

　　持续心肺复苏1小时甚至2小时以上抢救成功的病例，偶见媒体报道。这是由于患者抢救及时，在前15分钟内有了反应，再继续抢救便有不同程度的生命反应。

16.AED 是作什么用的？

2020年11月底，"AED 进北京地铁"工作启动，地铁1号线22座车站当日完成AED设备的实地安装。据介绍，2022年底前，北京市的地铁站将实现AED全覆盖。大好消息让包括我在内的众多急救专家感到非常高兴，我们呼吁多年的事情终于有了着落。

这事儿为什么重要呢？因为地铁站和车厢都属于密闭空间，上班高峰期人员众多，空气流通不畅，人体往往会出现缺氧状况，再加上人们在赶地铁时心情紧张，使得各大城市的地铁站成了猝死的高发场所。2019年，北京地铁2号线一名男乘客心脏病突发，地铁站内未安装AED。虽然地铁工作人员、急救人员参与了抢救，但仍未能救回性命。实际上，包括北京地铁站在内的全国各大地铁站，屡有猝死的新闻传出，真的很让人痛心。

AED是什么意思？作什么用的呢？

AED是英文 Automated External Defibrillator 的缩写，翻译过来就是"自动体外除颤器"，体积小、重量轻，便于携带、易于操作、使用安全，稍加培训即能使用，是专门为非医务人员研制的急救设备。AED不仅是急救设备，更体现着一种新的急救理念，只有在全民普及心肺复苏徒手操作基础上，大力推广AED的安装、使用，才能大幅提高我国心肺复苏成功率。

AED在欧洲、北美，以及日本、新加坡等亚洲的一些国家与地区，早已家喻户晓。在机场、火车站、体育场馆、学校、商业街区、酒店、写字楼、公司、政府机关等人员密集场所，以及警车、消防车、民航飞机，甚至不少家庭都普遍安装了AED，使得猝死的抢救成功率提高几倍至几十倍。在一些发达国家和地区，连小学生也掌握了AED的操作方法。

由于急救意识的缺乏，AED在中国还远未普及，甚至很多人都没听说过AED。因未普及AED有许多生命错过了急救，这实在是太遗憾了。

根据2020年8月发表在《中华急诊医学杂志》上的《中国AED布局与投放专家共识》中的数据显示，平均每10万人中，美国拥有AED 700台、日本276台，而中国每10万人中，深圳17.5台、海口13台、上海浦东新区11台、杭州5台。

没有对比就没有伤害啊！

作为急救医生，我是全国较早呼吁在公共场所安装使用AED的人，近些年来，一直不遗余力地为AED的普及而奔走。我出门随身携带AED，比如，出差去外地、去剧院看戏，也都随身带着AED。

我们希望国内每个地铁站都安装AED，根据人数及急救需求等因素，可以按照"每10万人配置100~200台AED"的原则，将AED配备到公共场所，包括学校、交通运输站、机场、火车站、高铁站、汽车站、地铁站、医疗机构、体育场馆、大型超市、百货商场、影剧院、游乐场，乃至高危人群家庭。但也不仅限于此，我们希望开展全民心肺复苏基本技能培训，特别是要对地铁、车站、机场等公共场所工作人员，以及警察、消防员开展培训，学生也是最应该培训的人群。全民能否学好急救，关乎我们每个人的生命安全。

17.AED 操作很简单，只要有手就能用好它

要想搞清楚 AED 的工作原理，先要说一说什么是室颤。

心脏正常跳动时，呈规则的收缩和舒张，以泵出和回收血液，心肌的收缩和松弛是协调统一的。当心脏刚刚发生骤停时，心肌的舒缩功能变得紊乱，即出现心律失常。最常见、最致命的是心律失常，也是室性纤维颤动，简称室颤。心室肌快速或微弱地收缩，再或不协调的快速乱颤，使得心脏丧失了泵血功能，造成心音、脉搏和血压消失，心、脑等器官和周围组织的血流灌注完全中断，心脏已经不能泵出血液，危及生命。

胸外心脏按压虽能为重要器官提供暂时的供血，但不能改变心室的颤动，要矫正室颤，唯一有效的方法就是电击除颤。除颤越早，成功率越高，如能在1分钟内完成除颤，成功率可达到90%，而每延误1分钟，成功率便下降10%。如果发病时正好在医院里，或者在户外公共场所，现场能够立刻拿到 AED 抢救，让心脏的窦房结重新开始工作，那真是太好了。当然这样的机会可遇不可求啊！

AED 是专业救生设备没错，但专业不代表一般人就不会使用。AED 就是给非专业人员使用的，相当于照相机中的傻瓜相机，操作

很简单，只要按照AED机器的语音提示进行操作，就完全可以搞定。心肺复苏操作时未经专业培训，可能操作不当，但是使用AED完全没有问题。AED还是很聪明的机器，它会自动分析心律，如果发现心脏工作很正常，它根本不会放电，所以甭担心触电。

具体操作是这样的：

第一步，开机。按语音提示操作。

第二步，贴电极片。按照语音提示和图示，分别把电极片贴在右侧锁骨和乳头之间、左侧乳头左下侧。

第三步，AED自动分析心律。如需要除颤，AED自动充电。

第四步，除颤。然后按照语音提示按下"放电键"除颤。

除颤结束后，连续按压2分钟，AED会再次分析心律，根据分析结果，会有相应的语音提示，再进行下一步的操作。

第二章

年龄不是资本，健康才是最大资本

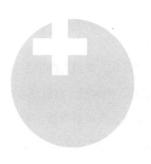

1.提防心绞痛，更要提防急性心肌梗死

如果生活方式不健康，动脉血管会逐渐发生硬化，通过的血流就会减少，相应的组织器官也会处于长期、慢性的缺血状态。动脉硬化可以发生在许多部位的动脉血管，发生在冠状动脉，则为"冠状动脉粥样硬化性心脏病"，简称"冠心病"，亦称缺血性心脏病。

冠心病的临床类型中，两种类型较为常见：一个是心绞痛，由于冠状动脉发生痉挛，造成冠状动脉狭窄，使得冠状动脉血流灌注减少，相应的心肌急剧、短暂缺血、缺氧导致胸痛；另一个是冠状动脉内血栓形成血管完全堵死，使得心肌严重、持久缺血，继而坏死，是人类最凶险的急症之一，也是猝死的第一原因。

急性心肌梗死的临床表现差异极大，有的发病十分凶险，迅即死亡；有的表现轻微或不典型，甚至没有胸痛，则未引起重视从而就医，有的则发生猝死，有的演变为陈旧性心肌梗死。

胸痛是急性心肌梗死最先出现和最主要的症状，典型的部位为心前区或胸骨后疼痛，可伴有压榨感、紧缩感、烧灼感、窒息感、恐惧感、濒死感等；还可出现恶心、呕吐、面色，及口唇青紫、大汗淋漓、烦躁不安等，甚至发生致命性心律失常（尤其心率超过

120次/分钟，或低于50次/分钟，必须高度重视，这可能是猝死的前兆）、急性左心衰竭（突发呼吸困难、不能平卧）、心源性休克（血压下降、皮肤花斑、湿冷），以致猝死。胸痛的持续时间常超过30分钟，甚至长达10余小时，含服硝酸甘油无效。

2.牙疼竟然是急性心肌梗死所引起的？

　　我在前面讲到了，急性心肌梗死十分凶险，胸痛就是急性心肌梗死最先出现和最主要的症状，典型胸痛的部位为心前区或胸骨后，并且疼痛可向肩、臂和背部放射。心前区或胸骨后在什么位置呢？人的心脏相当于本人拳头大小，位置在胸腔正中偏左，大约2/3在胸部左侧，就是心前区的位置；1/3在胸部右侧，恰恰就在胸骨后。

　　胸痛，这种典型症状出现后，一般会引起人们的警惕，但是急性心肌梗死也常有不那么明显的表现。有的病人表现轻微，甚至部分高龄老人、糖尿病病人、女性病人无胸痛的感觉，或仅有胸闷等感觉；还有一些病人疼痛的部位不典型。

　　举个例子，我的病人王先生在睡眠中觉得牙疼，即便吃了药疼痛也没有丝毫缓解，就去一家口腔诊所想拔牙了事。牙科医生询问后，了解到王先生的脖子和胸部有烧灼感，建议他查一个心电图。这一查，居然是"急性心肌梗死"。这种牙痛，医学上称之为"心源性牙痛"。"心源性牙痛"是"非典型"急性心肌梗死或心绞痛的一个特殊类型，原因主要是心肌缺血、缺氧时心内感觉神经纤维反

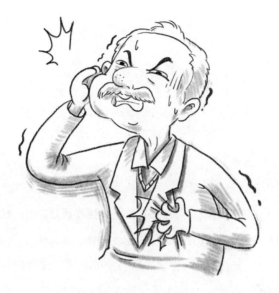

牙疼竟然是急性心肌梗死所引起?

射到大脑皮质过程中发生错位而导致牙痛或牙颌痛。患者以中老年人居多，他们大多伴有不同程度的冠心病症状，或有冠心病及高血压病史。

其实，不光是牙齿疼，有些患者还会有右胸、咽部、下颌、颈部、肩部、背部、上腹部等部位疼痛，这些都是急性心肌梗死的不典型症状。如果有这些症状的同时，还出现了不明原因的晕厥、呼吸困难、休克等，就应首先想到可能是急性心肌梗死发生了，应马上拨打急救电话120，千万不要掉以轻心。

3. 辅导作业都能气出心梗，年轻人你还不当回事吗？

不写作业，母慈子孝；一写作业，鸡飞狗跳。这是当下很多父母辅导孩子的真实写照。前几天看到一个视频报道，有一位深圳的家长，辅导小学三年级的儿子写作业，只见他唾沫横飞，同一道题讲了无数遍，孩子还是一脸蒙。暴怒中的老父亲觉得胸口一阵绞痛，突然眼前一黑，晕过去了。到医院经过检查，诊断为急性心梗。

急性心梗已经是冠心病的严重类型了。除了上边说过的不良生活习惯等原因，即使没有显著的冠状动脉粥样硬化疾病基础，也会因应激（悲伤、激动和过度兴奋等）产生持久的胸痛，表现为心肌梗死样临床症状。

心梗可不是老年人的专利。我以前救过的急性心梗患者里，就有一个23岁的小伙子。近年来，急性心梗有年轻化趋势，而且30岁的人发生心梗要比60岁的人更危险，但并不是说中老年人不是急性心梗的高发人群，依然是。随着年龄的增长，血管逐渐硬化、狭窄，血液黏稠度增加，脂质代谢紊乱，这些都是冠心病的危险因素，所以中老年人更容易发生心梗。

60岁发生心梗的人，可能他在30多岁就逐渐开始出现冠状动脉硬化了，已经建立起了相对完善的侧支循环，一旦冠状动脉内形成血栓，血液流不过去的时候，侧支循环就会开放，让血液经侧支循环通过，这样心肌坏死的范围相对小一些；而30岁的人突发心梗，冠状动脉的侧支循环还没来得及建立，就会更加地凶险。

人体内的血管好比北京的交通，大动脉就是长安街、平安大道，而侧支循环就是一条小胡同。一旦长安街拥堵了，聪明的司机会选择小胡同，从旁路绕行。我们的身体也有这种类似的神奇的自我调节机能，如果某个地方的血管堵了，时间长了，便会自己慢慢建立起一些侧支循环来进行疏导。

所以，年轻人只有关注、爱护自己的身体，保持良好的生活方式，拥有健康的体魄，才能拥有美好的人生。

4.心绞痛和急性心梗分别如何急救？

心绞痛发病如何急救呢？

首先要想办法让患者立即去除诱因、稳定情绪、安静休息，避免再受刺激。其次如果患者正在运动或劳动，那就立即停止体力活动；如果患者情绪激动，一定尽力让他恢复平静。这样，可以降低心肌的耗氧量。注意让患者保持体位舒适，保暖很关键。

舌下含服硝酸甘油0.5mg就更好了，一般1~3分钟就会见效。

如果有条件的话可以吸氧，增加心肌的氧供。

我再讲一下，急性心肌梗死急救的方法。

立即"就地"休息，千万不要随意走动或由别人搬动病人，以防止增加心肌耗氧量、加重心脏负担而加重病情。

可以给病人吸氧。

如果高度怀疑是急性心肌梗死，就不宜服用硝酸甘油，硝酸甘油对急性心梗没有治疗作用，甚至在某种情况下会加重病情。

可以酌情嚼服阿司匹林300mg，防止血栓扩大、防止新的血栓形成，可限制心梗范围。但要注意的是，如果对阿司匹林过敏，或有主动脉夹层、消化道出血、脑出血等病史的话，就不能服用阿司匹林了。

当然，最重要的还是立即拨打急救电话120，经医生稳定病情，达到转运条件之后，尽快送往医院。

如果病人发生了心脏骤停，要立即对病人进行心肺复苏，尽早使用AED。

5. 急救时如何使用硝酸甘油，让其发挥最大功效？

提起硝酸甘油，几乎人人都听说过，很多朋友家里也常常备着这种药。但到底什么时候才会使用硝酸甘油呢？具体怎么用？有什么需要注意的事项呢？

这么一较真儿，很多朋友就含糊了，拿不准到底是怎么回事儿。

今天咱们就来说说，硝酸甘油到底怎么用？

首先应该明确，硝酸甘油仅对心绞痛、心衰的病人有效，而对急性心梗无效，这一点恰恰是心绞痛与急性心梗的鉴别点之一。

通常当胸痛发生时，人们往往不好鉴别究竟是心绞痛，还是急性心梗。

如果考虑是心绞痛，第一时间可选硝酸甘油5mg（一片）舌下含服，一般1~3分钟起效，作用可维持10~15分钟。必要时，可重复数次使用，但勿使血压低于安全范围。如果症状没有缓解，那就要考虑到也许不是心绞痛，而是急性心梗，也应考虑是否为冠心病以外的，以胸痛为表现的其他疾病，或者由药物过期引发等因素。

在含服硝酸甘油的时候，需要特别注意的是，它本身有降低血压的作用，如果家里有条件，备有血压计的，患者应该在服用硝酸甘油之前先测量一下血压。如果是急性心梗，患者往往血压会下降，甚至出现休克症状，这时候再用硝酸甘油，会使血压进一步下降，可能随时危及生命。因此，在患者使用硝酸甘油的过程中不能使血压低于安全范围。具体来说，如果患者平常的收缩压是120mmHg（1kpa=7.5mmHg），发病的时候是140mmHg，那就可以大胆使用硝酸甘油。但如果平时收缩压是120mmHg，发病时却只有100mmHg，那就千万别用硝酸甘油了，否则非但不能治病，反而会雪上加霜，加重病情。服药后，如果患者感觉头晕、心慌、面色苍白，应该立刻测量血压，如果血压低了，马上停药，平卧。

　　还需要注意的是，硝酸甘油服用时是舌下含服，不是用水吞服到肚子里，因为只有舌下含服，才能迅速吸收、起效。另外，硝酸甘油一定要避光存放。同时它也有有效期，到期前换成新的，别等紧急时刻需要用了，一看过期无效就麻烦了！一些心脏病患者可能还会用另一种药——速效救心丸。这里我建议还是首选硝酸甘油。

　　如果考虑是急性心梗，那第一时间一定要拨打急救电话120，千万不要自己去医院，以免发生危险。

6. 判断心跳是否停止，抓起手腕就摸脉？

触摸脉搏是用手指感觉脉搏的跳动，心脏跳一次，脉搏也跳一次。正常情况下，心脏每分钟跳动60~100次。

手腕部的脉搏叫作桡动脉。如果判断一个人是否有心跳，通过检查患者的桡动脉是否搏动，再决定是否抢救，这种做法是大错特错的。即使桡动脉搏动消失，也不意味着心跳停止。

这是因为患者休克时，桡动脉可能触摸不到，但患者依然有心跳呼吸。有一种免疫系统异常的疾病叫大动脉炎，多发于年轻女性，可引起不同部位动脉狭窄、闭塞，少数可导致动脉瘤。这种病症也触摸不到桡动脉，但人依然有呼吸。当桡动脉受到压迫，血液流动不畅的时候，桡动脉跳动就会变得非常微弱。还有一种神奇的现象，可能是反关脉，这是一种生理性变异的脉位，脉搏反长在桡骨外侧，当然也摸不到喽。金庸小说《天龙八部》中提到，保定帝段正明和段正淳，以及段誉都是反关脉。如果大家感兴趣可以找来一读。

扯远了。我认为，判断心跳是否停止，触摸颈动脉才是正确、可靠而又简便易行的方法。因为颈动脉不但粗，而且离心脏近，搏动强大有力，且位置显露，也方便触摸。

颈动脉位于"大脖筋"的内侧缘，也就是在颈部气管与颈部肌肉之间的凹陷处。触摸颈动脉的方法是，抢救者用一只手的食指和中指尖并拢，放在患者甲状软骨正中部位（相当于男性喉结的部位），然后向靠近抢救者的一侧滑移2~3cm至胸锁乳突肌内侧缘的凹陷处，向颈椎的方向按压，触摸5秒钟后，再触摸对侧颈动脉5秒钟，确定有无搏动。

触摸颈动脉时须注意：触摸颈动脉不能用力过大，以免颈动脉受压，妨碍头部供血。另外，位于颈动脉的颈动脉窦受压可以反射性地引起心跳停止，切记不可同时触摸双侧颈动脉；如果触摸不到颈动脉搏动，说明心跳已经停止，要迅速进行胸外心脏按压，直到专业救护人员到来。

7. 平时很正常，突然休克倒地是怎么回事？

休克是由于各种原因导致的一种严重的病情凶险的信号，如不及时抢救可迅速危及患者生命。休克最常见的原因就是严重失血。无论是急性大出血导致失血过多，还是内出血、外出血，都会导致失血性休克。一般失血量超过1.2L，约占全身正常血容量的20%就会出现休克现象。

除急性大出血导致休克之外，其他常见的原因，比如急性心肌梗死也可以导致休克。由于心肌坏死使得心排血量下降、心律失常、大汗、呕吐、剧烈胸痛等原因，都会导致休克；严重烧伤早期因大量的渗出导致血容量不足，严重的呕吐或腹泻造成体液流失导致的低血容量休克；药物过敏也可以引起过敏性休克。

休克的表现以血压下降和周围循环障碍为特征，如意识模糊，表情淡漠，焦虑不安，反应迟钝；肤色苍白，四肢湿冷，呼吸急促，脉搏细弱、增快或触摸不到，血压下降或测不到；少尿或无尿；等等。严重的休克可迅速危及生命。

就休克的现场急救，我与大家聊一聊。

1.出血性休克。如果有出血，尤其有活动性出血，首先要立即采取有效的止血措施。

2.休克患者应该平躺，撤掉枕头，抬高双下肢，这样有利于静脉血回流，改善头部和重要脏器的血液供应。心源性休克同时伴有心力衰竭的患者，呼吸困难不能平卧，根据情况可取半卧位，以利于呼吸。解开颈部、胸部和腰部过紧的衣物，减少压迫。

3.如果患者出现恶心反应，可将患者的头部偏向一侧，以防止呕吐物吸入气道而造成窒息。

4.注意保暖，休克患者体温降低、怕冷，应注意保暖。如果是感染性休克常伴有高热症状，那么要先降温，可在颈、腹股沟等处放置冰袋，或用酒精擦浴。

5.拨打急救电话120。在等待救援期间，每隔10分钟检查并记录一次患者的意识、呼吸、脉搏、血压等。

8.突然陷入昏迷状态，怎么进行急救？

说完休克再说昏迷。昏迷是由于各种原因导致的脑功能受到严重、广泛的抑制，主要表现为意识丧失，对外界刺激，如呼唤、强光、痛觉刺激等，不发生反应，不能被唤醒。

昏迷有可能是突然地丧失意识，也有可能是逐渐丧失意识，面色改变不大或面色潮红，呼之不应、推之不醒，但还有微弱呼吸和心跳。

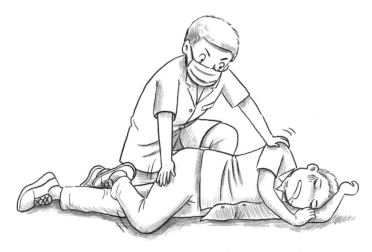

让昏迷者"稳定侧卧位"，保持气道畅通

引起昏迷的原因众多。脑部疾患，如急性脑血管疾病（包括脑出血、脑梗死等）、颅脑损伤、颅内肿瘤、脑炎、中毒性脑病、严重脑缺氧等；全身性疾患，如急性酒精中毒、急性一氧化碳中毒、重金属中毒、有机磷农药中毒，糖尿病昏迷、尿毒症昏迷、肝昏迷、肺性脑病，以及脑垂体、肾上腺和甲状腺病变昏迷等。但是对于一般人来说，判断是否昏迷比较容易，而昏迷的原因往往不太好判断。

那么昏迷急救怎么处理呢？

无论引起昏迷的原因是否清楚，均应这样紧急处理：

（1）保持安静，避免不必要的搬动，尤其要避免头部震动。

（2）清理口腔内的呕吐物、分泌物，如果有假牙也要立即取出，确保气道通畅。采取"稳定侧卧位"，松解腰带和领扣。此刻，不要喂水、喂药。应注意保暖，防止受凉。对于躁动者应加强防护，避免坠地。一旦发生心脏骤停或呼吸停止，立即进行心肺复苏操作。及时拨打急救电话120。另外，在运送途中要让患者保持呼吸道畅通，密切观察呼吸、脉搏、血压等。

9.突然晕厥，如何进行紧急救援？

和前两种症状相比，晕厥相对较轻，是因为多种原因导致的短暂性脑缺血、缺氧引起，表现为一种突发性、一过性的意识丧失而跌倒，并在数秒至数分钟内自行清醒。昏迷意识丧失时间较长，恢复较难；而休克早期无意识障碍，周围循环衰竭征象明显而且持久。

晕厥在日常生活中十分常见。如站立时间长了，过度疲劳又没休息好，天气闷热空气污浊，洗热水澡时间较长，等等。这些诱因使患者全身小血管扩张，造成血压下降，大脑缺血晕厥。除去以上单纯性晕厥，还有一种低血糖晕厥，如多由饥饿、营养不良，或原有糖尿病服用降糖药物后未进饮食等原因造成。有条件的，可以及时测定血糖。其他原因还有心源性晕厥、脑源性晕厥等。

患者在晕厥发生前，往往会有头晕、眼前发黑、视力模糊、心慌、胸闷、恶心、冒冷汗、面色苍白、全身无力、饥饿等前兆，然后突然失去意识，跌倒在地。

晕厥的急救方法：立即让患者平躺下，双下肢抬高，以保证脑部血液供应。解开较紧的衣领、裤带，使患者处于有利于呼吸的状态，确保气道通畅。如果是由于低血糖造成的晕厥，待患者意识清醒后，可喝点糖水、吃点食物，一般可很快好转。如果低血糖较严重、处于昏迷状态的，应取侧卧位，不要给其灌水喝、喂食物、喂药物等，以防止发生窒息，并拨打急救电话120。

如果有急性出血或严重心律失常的表现，如心率过快或心率过慢，或反复发生晕厥，晕厥时间超过5分钟，应立即拨打急救电话120，到医院查清发生晕厥的原因，并进行后续治疗。还应该仔细检查有无摔伤、碰伤，如发生出血、骨折等情况，应作相应处理。

如患者意识迅速恢复，思维正常，言语清晰，四肢活动自如，血压、呼吸、脉搏正常，除全身无力外，无其他明显不适，一般不需要特殊治疗。注意清醒后不要让其马上起身，待全身无力好转后逐渐站起来，并且在站起来后再观察几分钟，让其行走。

易发生昏厥的患者，尤其是老人，切勿单独外出行动，更不要自行爬高、过桥、过十字路口等，避免因精神紧张诱发晕厥。

10. 四肢大动脉破裂大出血，用这招止血最管用

体重60kg的成年人，血液总量约为4.8L。当出血量达到全身总血量的20%时，则可发生休克；当出血量达到全身总血量的40%时，则可迅速危及生命。

急性大出血是人体受伤后早期致死的主要原因。如果心脏、胸主动脉、腹主动脉、颈动脉、锁骨下动脉、肱动脉，及股动脉等大血管破裂导致大出血，往往来不及送往医院，可在数分钟内死亡；中等口径的血管破裂出血，也可迅速导致休克，进而危及生命。因此，在现场采取及时、有效的止血措施，是挽救生命最首要的环节。

下面我就介绍几种适用于四肢大动脉破裂大出血时的重要救命方法——止血带止血法。

止血带止血法中最简单、最方便的是绞紧止血法。因为绞紧止血法可以就地取材。具体这样操作：结扎部位选在伤口近端，这个"近端"指的是伤口靠近心脏那一端。比如上肢出血，先将用布类折叠成四横指宽的条带放在上臂的上1/3段，注意不能结扎在中1/3段及以下部位，这样做的目的是避免损伤桡神经。如果下肢出血，

那就结扎在大腿中段至大腿根之间。

平整地将止血带的两端向后环绕一周作为衬垫，并在下面交叉。交叉后向前环绕第二周，并打一活结；将一绞棒插入活结下面，当然绞棒可用铅笔、筷子、勺子等代替，然后旋转绞棒，至远端动脉搏动消失；再将绞棒的另一端插入活结套内，将活结拉紧；最后将条带两端环绕到对侧打结即可。

当然，也可以用橡皮止血带止血法。这里需要用到一条空心橡皮管，如听诊器的胶管，80~100cm长。如果用于下肢止血，橡胶管最少也要双股才行。在准备结扎的部位加好衬垫，以一手拇指与食、中指拿好止血带一端5~10cm处，另一手拉紧止血带，压住止血带的起始端；缠绕第二周，用食、中指将止血带的末端向下拉出即可；再将止血带末端穿入结内拉紧，使之不会脱落。

使用止血带，有一些细节要注意：应先用三角巾、毛巾或衣服等做成平整的衬垫垫好，不要直接结扎在皮肤上。

止血带松紧要适度，以停止出血或远端动脉搏动消失为度。过紧可造成局部神经、血管、肌肉等组织的损伤；过松往往只压迫住静脉，使静脉血液回流受阻，而动脉血流未被阻断，形成有动脉出血而无静脉回流，反而使得有效循环血量更加减少，从而导致休克或加重休克，甚至危及生命。

结扎好止血带后，尽快将伤员送往有条件的医院进行救治。

11.这个算是最简单的急救方法了

对于小动脉、静脉、毛细血管的出血,有一招特别简单,但是非常实用的方法,就是一个字:压!在伤口覆盖敷料或手帕等,以手指或手掌直接用力压迫,一般数分钟后,出血往往可以停止,然后加压包扎。加压包扎是在伤口覆盖较厚敷料后,再用绷带或三角巾等适当增加压力包扎。包扎完毕,过数分钟后,两侧肢体末端对照,如伤侧远端出现青紫、肿胀,说明包扎过紧,应重新调整松紧度。

这些只是相对不太严重情况下的止血方法,如果是动脉大出血怎么办?除了上面提到的方法之外,还是这个字:压!

40多年前,我曾救助过一位女士,当时她经过一家商店,一块护窗板从高处垂直落下,正好砸在她的头上,人当时就倒下了,血喷出一米多高。我当时在马路对面一家书店里看书,看到情况后立即冲了过去。这时受伤的女士已经昏迷,被路过的行人抱住,但鲜血还在喷射。我迅速从兜里掏出一块干净的大手绢,折叠几下,一手用手绢用力压住受伤女士正在喷血的伤口,另一只手的拇指压在伤侧的颞浅动脉部位,喷泉般的出血立刻被制止住了。此时更多路人过来帮忙，很快将伤者送往医院。

第二天，我询问昨天受伤女士的情况。医院值班护士说，受伤女士颅骨凹陷骨折、大出血，幸亏几位好心人采取止血措施，及时送到医院，已经救过来了。

无论是什么血管破裂出血，通常都可以采取直接压迫出血部位的止血方法，这是现场急救中应用机会最多、最易掌握、最快捷、最有效的即刻止血法。

止血操作有几个要点，是重中之重：

脱去或剪开衣物，暴露伤口，检查出血部位。然后根据出血的部位和出血量，采取不同的止血方法。

对嵌有异物或骨折端外露的伤口不要采取直接压迫止血，不要去除血液浸透的敷料，而应在其上面直接压迫止血。

肢体出血应将受伤的部位抬高到超过心脏的高度。

处理伤口时尽量戴医用手套，否则必须用肥皂洗手，也可垫上敷料、干净布片、塑料袋等作为隔离层。

12. 急救时伤口包扎是越紧越好吗？

包扎，是外伤现场急救的重要措施之一，可以起到止血的作用，可以保护伤口避免继续损伤和污染，也可以起到固定敷料、减轻伤者痛苦的作用。

包扎有一些基本要求，避免碰触伤口，免得加重损伤、出血、污染与痛苦；尽可能先用无菌敷料或洁净的手帕、毛巾等覆盖伤口，再行包扎；避免在受伤部位、在坐卧时受压的部位打结，免得加重伤员痛苦；包扎四肢时，手指或脚趾最好暴露在外边，以便观察。

伤口包扎是越紧越好吗？显然不是。太松了容易脱落，起不到包扎的作用；包扎过紧影响伤口供血、伤口愈合，造成神经、血管、肌肉等组织的损伤，甚至造成局部坏死，后果更加严重。

我在急救工作中就遇到过这样的事。在一个建筑工地，有个工人的手被割伤了，伤口很深，动脉断了，出血较严重。工友们拿建筑工地上绑钢筋的8号铅丝给他当了止血带，还用钳子给紧紧拧住。血倒是止住了，但是那个工人的整只手变成了黑紫色。我赶紧重新用橡皮止血带，把8号铅丝拆了下来。幸好时间不长，如果当时铅丝捆得时间过长，那么工人的手可能不但治不好，而且很可能要截肢。因此，铅丝、电线、绳子等没有弹性的东西都不能当止血带使用。

所以大家都明白了吧？包扎要松紧适度。什么样算适度呢？以停止出血或者远端动脉搏动消失为度。

包扎时，还有一些注意事项，如动作要迅速敏捷，别触碰伤口，以免引起出血、疼痛和感染。急救现场别用污水冲洗伤口，伤口表面的异物应去除，但深部异物须运至医院取出，防止重复感染。

13. 如果在体检时，晕血、晕针怎么办？

生活中常见晕血、晕针的人，有的甚至是五大三粗的汉子，晕针那一刻像个孩子。咱们倒也不必嘲笑他胆小，因为晕血、晕针是正常的生理反应，不是胆小的原因，也与性格无关。不少患者既往有类似发作，少数有家族史。

晕厥病人往往表现出面色苍白、出冷汗、头晕、眼花、耳鸣、恶心及上腹部不适等，更有的人持续数10秒至数分钟后突然意识丧失倒地，血压降低，脉缓而弱（脉搏40~50次/分），瞳孔散大，对光反射减弱，偶有遗尿。这种突然意识丧失，叫单纯性晕厥，也叫血管抑制性晕厥，这种意识丧失是一过性的，也是条件性晕厥。

一般说来，年轻女孩、体质较弱的人尤其容易晕血、晕针。发生疼痛、紧张、恐惧，或者见血、注射针剂、做个小手术等都容易引发晕厥。另外，气候闷热、疲劳、饥饿和失眠等也是晕厥的诱因。出现这些状况时，体内的小血管突然扩张。由于小血管遍布全身，数量很多，突然扩张，回流到心脏的血液减少，心脏输出血量也就相应减少，导致脑部神经缺血，引起晕厥。

晕血和晕针的情况差不多，比晕针常见些，属于特异恐惧，就是对血液的恐惧。多与心理因素有关。

那么晕血和晕针怎样急救处理呢？

绝大多数情况下，患者意识可很快自行恢复，故无须特别处理。可以让患者平躺，几秒钟后可回到自然状态。因为晕血和晕针是心理因素引起的，所以在打针或抽血、验血时进行安慰，让患者尽量克服心理恐惧感，放松心情，别太紧张就可以了。

晕血、晕针不用太当回事，用句玩笑话说就是"得抓紧治，要不就好了"。即便如此，也要提防晕厥造成的二次伤害，即突然晕倒造成的摔伤。因此，在患者突然发生头晕眼花、黑矇、出汗、面色苍白等不适时，应该主动降低体位，就地蹲下、坐下或者躺下，体位降低后，脑供血在重力作用下得到改善，基本不会发生晕厥。如患者意识长时间未恢复，则可能是其他原因导致的昏迷，应当及时就诊做进一步的检查。

大老爷们晕血、晕针怕被人笑话，平时可以有针对性地进行心理治疗，主要从消除恐惧入手，直接面对所恐惧的物品或场所，用暴露法消除恐惧体验，尝试多见与血颜色相关的东西，如西红柿等；或者运用系统脱敏法，在心理医生指导下反复、逐步地由弱变强地见血，逐步降低对所恐惧事物或情境的敏感程度，使患者渐进从容面对所恐惧的对象，消除恐惧心理。当然，自我心理暗示很重要。

14.身边人发生气道异物梗阻的典型症状

气道异物梗阻也是生活里常见的急症之一。气道异物梗阻导致气道完全阻塞，危险程度仅次于心脏骤停，必须分秒必争，及时施救。

当身边的人，特别是儿童突然发生气道异物梗阻，如果正好被旁人看到那还好说，但可怕的是患者已经出现了异常状况，旁人却不明白发生了什么情况，或者意识不到严重性，不能及时给病人提供急救，那可就耽误了大事，甚至有可能造成悲剧。因此，判断气道异物梗阻是抢救成功的关键。所以你得学会观察，辨别气道内是否有异物梗阻。

下面我就给大家说说发生气道异物梗阻时的典型症状：

人的气道本是畅通无阻的，一旦异物进入气道，患者会感到非常难受，常常不由自主地以一手或双手呈V字形紧贴于脖子，做出掐脖子的症状，试图将气道异物从脖子挤出口腔。这是一个非常典型的体征。

同时，患者还伴随出现呛咳、憋喘，严重者出现三凹征，也就是胸骨上窝、锁骨上窝和肋骨间的肌肉凹陷，这由呼吸肌极度用力，胸腔负压增加造成的。

气道梗阻可以分为两种情况：

①部分梗阻。当患者的气道属于部分梗阻的情况下，还可以部分通气。患者会出现剧烈呛咳、面色潮红、呼吸困难，张口呼吸时甚至可以听到异物冲击性的喘鸣声，还会出现面色、皮肤、指甲床发绀的情况，导致其烦躁不安、意识障碍、呼吸心跳不稳定。

②完全梗阻。除了前面提到的双手掐脖子是气道完全梗阻最明显的特征之外，患者还会出现面色潮红，继而变得灰暗、青紫，无法说话、无法咳嗽、无法呼吸，最后意识丧失昏迷倒地，随即心脏骤停。

那么如何判断异物所在的位置呢？

异物根据所处位置可分为三种情况：进入喉内时，出现反射性喉痉挛而引起吸气性呼吸困难和剧烈的刺激性咳嗽。如异物停留于喉入口，则有吞咽痛或咽下困难。如异物位于声门裂，大者出现窒息，小者出现呛咳及声嘶、呼吸困难、喉鸣音等。如异物为小膜片状贴于声门下，则只有声嘶而无其他症状。尖锐异物刺伤喉部可发生咯血及皮下气肿。异物进入气道立即发生剧烈呛咳，并有憋气、呼吸不畅等症状。随着异物贴附于气管壁，症状可暂时缓解；若异物轻而光滑并随呼吸气流在声门裂和支气管之间上下活动，可出现刺激性咳嗽，闻及拍击音；气管异物可闻及哮鸣音，两肺呼吸音相仿，如异物较大，阻塞气管，可致窒息。此种情况危险性较大，异物随时可能上至声门引起呼吸困难或窒息。支气管异物，早期症状和气管异物相似，咳嗽症状较轻。植物性异物，支气管炎症多较明显，即咳嗽、多痰。呼吸困难程度与异物部位、异物阻塞程度有关。大支气管完全阻塞时，听诊患侧呼吸音消失；不完全阻塞时，可出现呼吸音降低。

发生气道梗阻的患者经用力咳嗽无效、呼吸微弱也就是气道完全梗阻时，需要立即使用海姆立克急救法，其他办法比如去医院、等救护车来，则根本来不及。

15.气道异物梗阻会要命，教你几招急救方法

气道是外界气体进出体内的必经之道，气道异物堵塞呼吸通道后，氧气不能吸入，二氧化碳不能排出，引发呼吸受阻，一般超过4分钟就会危及生命；而且即使抢救成功，也常因脑部缺氧过久而致失语、智力障碍、瘫痪等后遗症。如果呼吸受阻超过10分钟，其损伤几乎不可恢复。

针对气道异物梗阻采取的急救方法是海姆立克急救法。它的原理是这样的：可以把人的肺部想象成一个气球，气管就是气球的气嘴儿，如果气嘴儿被异物阻塞，可以用手捏挤气球，气球受压球内空气上移，从而将阻塞气嘴儿的异物冲出。咱们通过冲击上腹部而使膈肌瞬间突然抬高，肺内压力骤然增高，造成人工咳嗽，从而迫使肺内的空气形成一股气流。这股带有冲击性、方向性的气流，直接进入气道，将气道（喉部）异物排出，从而解除气道梗阻。

我在这里教大家一个海姆立克上腹部冲击法。这种方法分为两种：

立位上腹部冲击法，适用于意识清楚的患者。患者取立位，救护人员站在患者身后，一腿在前，插入患者两腿之间呈弓步，另一腿在后伸直；同时，双臂环抱患者腰腹部，一手握拳，拳眼置于脐上两横指的上腹部，另一手固定拳头，并突然、连续、快速、用力

向患者上腹部的后上方冲击，直至气道内异物排出。

对于因气道内异物导致意识丧失的患者，立即把患者放平在地，进行心肺复苏。

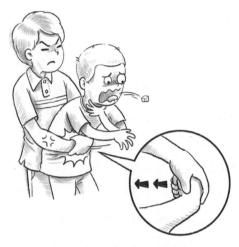

气道异物梗阻急救：海姆立克急救法

旁边无人相救，也可以实施自救。必须立即于两三分钟内、意识尚清醒时进行自救。取立位姿势，抬起下颏，使气道变直，然后将上腹正中靠在椅背顶端或桌子、窗台边缘，并突然撞击，也可能将气道异物排出。

海姆立克急救法特别管用，但是可能出现并发症，如胃内容物排出，担心的是误吸入气道，剑突骨折、肋骨骨折、肝脾破裂等。如果患者不完全性气道梗阻，并且气体交换良好，那就鼓励他用力咳嗽，并自主呼吸；如果患者呼吸微弱，咳嗽无力或气道完全性梗阻，则应立即采用这样的方法，抢救成功后，还需要检查患者有无并发症的出现。

16.如果孕妇窒息，能否采用海姆立克急救法?

我在前边已经提到，通过上腹部冲击法，可以让肺内气流将异物冲击出来。如果气道异物梗阻的对象是一名孕妇可就麻烦了，急救方法不当如果伤害到胎儿，他未来的爸爸会和你拼命哦！

一般说来，妊娠4个月以下的妇女，因为增大的子宫尚未超过脐部，所以挤压上腹部不会影响到子宫，救治手法可以同救治其他人员一样。但妊娠晚期因孕妇腹部膨隆达剑突下数指的位置，挤压腹部会影响胎儿安全，挤压上腹部的方法不可取，但是通过挤压胸部的方法也能达到效果。不过，大家一定要注意方法。

具体方法是：施救者站于孕妇背后，一腿在前，插入她两腿之间呈弓步，另一腿在后伸直；同时双臂环抱孕妇胸部，一手握拳，拳眼置于两乳头连接中点，另一手固定拳头，并突然、连续、快速、用力向孕妇胸部的后方快速冲击，直至气道内异物排出。这种方式注意不要偏离胸骨，以免造成肋骨骨折。

如果此时孕妇意识丧失，也不必恐慌，应随即将她平卧于地，采用胸外心脏按压。具体方法是：抢救者跪在病人身体一侧，用一手掌根部放在病人两乳头连线中点的部位，另一手重叠其上，双手十指交叉相扣，连续、快速、用力垂直向下冲击，每冲击5次后，检查一次口腔内是否发现异物，如发现异物，立即取出。

胸部冲击法除了适用于孕妇之外，也适用于肥胖成人，希望大家记住这个能保命的急救知识。

如果只是呼吸道部分阻塞，还能呼吸，则不需要实施海姆立克急救法，因为有可能造成异物完全阻塞气道，事与愿违，造成呼吸停止。这一点不仅是针对孕妇，对于普通患者来说也是如此。这个时候让患者摆一个最舒服的姿势（一般是坐姿），然后鼓励其咳嗽，将异物咳出。同时拨打急救电话120，寻求医生的指导。当这些方法无效且患者情况紧急时，则必须使用海姆立克急救法了，但是也需要注意，控制好合适的力度，才能达到最好的效果。

我在这里强调一下，为什么我总强调在现场紧急施救的同时赶紧拨打急救电话120？无论我的方法多么正确，每个人面对的患者情况都不一样，掌握急救方法的熟练程度不同，完全依靠自身懂得的方法不能确保百分之百将患者救活。现场紧急施救可以挽救患者，可以延长患者生命，如果再有120医生的协助，那么成功的概率就会大大提高。

第三章

人在家中坐，
祸从天上来

1. 食物中毒最常发生的地方在哪儿？万万没想到

食物中毒是日常生活中最常见的急症。如果拉肚子了，大家首先要从头捋一遍，之前是否吃过什么不干净的东西。一般食物中毒可分成两种：胃肠型食物中毒的症状以恶心、呕吐、腹痛、腹泻为主；神经型食物中毒的症状除了恶心、呕吐外，主要是头晕、头痛，甚至可致眼部肌肉瘫痪等。

食物中毒最常发生的是细菌性食物中毒，大多数人都有过这样的亲身经历，食用了被沙门氏菌属、大肠杆菌、肉毒杆菌等这类细菌，或者细菌产生的毒素感染了的食物，就会导致食物中毒。

细菌性食物中毒有着明显的季节性，多发生在5~10月。夏季温度高、湿度大，细菌等微生物容易生长繁殖，而且此时人体的防御能力有所降低。

什么地方最容易发生食物中毒？是路边的烧烤摊、小吃摊？还是条件简陋的苍蝇馆子？都不对。发生食物中毒概率较高的地方就是在自己家里。

什么意思？难道我们自家做饭还不注意卫生吗？那倒不是。家里更容易发生食物中毒是因为一件事：吃剩饭剩菜。

家里有了剩饭剩菜，有些人舍不得扔，变成隔夜菜吃，这就容易造成食物中毒。

当食物温度降到60℃以下，就开始有细菌生长；30~40℃之间的温度，是细菌最喜欢的温度。细菌大量繁殖，很容易引发胃肠炎、食物中毒。

主要表现是：腹痛、呕吐，频繁腹泻，而且多为水样便、血水便，有时带少量黏液。有的中毒者畏寒、发热、乏力，甚至吞咽、呼吸困难，神经麻痹。严重的还会脱水、血压下降、酸中毒，甚至意识不清、休克等。

细菌性食物中毒还有一个特点就是集体发病，凡是吃过相同食物的人几乎先后发病。有这样一条判断，基本上八九不离十。

细菌性食物中毒一般不严重，可以自行处理。绝大多数食物中毒都是急性的，如果吃下食物的时间在1~2小时之内，那么急救措施就是催吐：用手指刺激舌根部，引发呕吐，以排出有毒食物。反复进行，直至没有呕吐物排出。

因呕吐、腹泻会引起脱水，脱水较轻的情况可以卧床休息，禁食6~12小时，多喝加糖的淡盐水，以补充体内无机盐和水分。如果脱水严重，患者精神萎靡、发烧、出冷汗、面色苍白，甚至休克，要让患者平卧，双脚抬高，以保证重要脏器的血液循环，同时尽快前往医院就诊。保留好吃剩的食品，带到医院以确认中毒的具体原因，便于有针对性地急救。

2.口服洗胃的关键是——喝多少吐多少

我在前边给大家说过，食物中毒，或者孩子误食药物、毒物、洗涤用品，需要赶快催吐和口服洗胃。具体怎么操作呢？

先催吐。

让患者身体前倾，用干净手指刺激孩子的舌根部，引发呕吐，把胃内的东西连同药物、毒物一起吐出，或者用筷子刺激舌根部也行。

催吐后就是口服洗胃。成人每次喝300 mL左右的水，喝完以后用干净手指刺激他的舌根部，引发呕吐，让患者把刚才喝的水连同药物、毒物一起吐出来。吐完以后喝水，再吐出来，反复几次。这样做就是"口服洗胃"，跟去医院洗胃道理是一样的。如此反复进行，直至呕出的液体清亮透明、无色无味为止。

口服洗胃有几个注意事项：

一是喝水的量要根据患者的体重来。成人口服洗胃一般是300 mL，如果孩子比较小，那就少喝点，跟他平时喝一顿奶的量差不多就行。如果喝水太多，胃内压力高了，反而会促使毒物进入肠道，不能使毒物排出。

二是水温应接近体温，别太冷也别太热，一般在37℃左右即可。水温过高，胃肠黏膜上的毛细血管就会扩张，反而促进了对毒物的吸收。水温过低，胃受到刺激，就会收缩，导致胃内压升高，促进毒物进入肠道，同样会导致毒物更容易被身体吸收。另外，水温过低，胃黏膜皱襞进行收缩，毒物就夹在里面了，不容易洗干净。

三是喝进去多少就吐出来多少，千万别因为难受，喝进去300mL吐出200 mL，剩下的那100mL就留在肠胃里被吸收了，不利于毒物排出。

四是洗胃的过程中要变换体位，并轻轻按摩胃部，以便把胃内各部位充分洗到位。

吐出来的东西要保留起来，最好让孩子直接吐在玻璃瓶里，去医院的时候带着，方便医生做毒物鉴定。

如果中毒者是孩子，因为不舒服不可能很好地配合家长，那就别勉强，以免强行洗胃造成窒息。如果误食强酸或强碱等腐蚀性的东西，千万不要催吐或口服洗胃，以免加重损伤。

3.因手机充电触电，短短几十秒一个年轻生命就逝去了

　　有一名学生，在网吧上网时手机和电脑连接充电，当他拿手机的时候意外触电，瘫在椅子上。旁边的人完全没意识到发生了危险，有人即便看到了也茫然不知所措。短短几十秒，这个18岁的少年瞬间丧命。

　　我们在家里也是如此，急切地想将自己喜欢的内容看完，又担心手机电量不足，于是，一边给手机充电一边玩手机。但直到目前为止，还有许多人不知道，边充电边玩手机或打电话是很危险的事情。手机在充电时的电压高于待机时，此时接打电话或者玩手机，在通话或连接网络的瞬间电压会超过平时很多倍，易使手机内部敏感的零部件受到损害，造成漏电或者因过热引发短路，甚至爆炸。其他如套着手机壳充电，或者在高温、潮湿的环境中充电同样会因为散热慢、电流短路等发生危险。

　　人体触电后会导致心脏骤停，当通过人体的电流超过人能忍受的安全数值时，心脏失去收缩、舒张的功能，全身血液循环停止，呼吸停止，进而引起细胞、组织缺氧。触电的部位常有电烧伤的痕迹，出现炭化，形成裂口或洞穴，烧伤常深达肌腱。

如果不幸发生在我们身边的家人或者朋友身上，难道就这样束手无策，干瞪眼没有办法吗？这里我教给大家一些紧急处理措施，及时出手，就有可能让触电者转危为安。

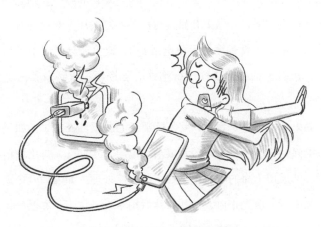

手机边充电边玩，有触电的危险

当发现有人触电，你要做的第一件事情就是，在确保自身安全的前提下，立刻切断电源，将伤者与电源分开。如果在家里或者室内公共场所，应迅速拔去电源插座，关闭电源开关，拉开电源总闸刀切断电流。如果发生在室外的话，可以利用干燥的木棒或者书本、瓷器、橡胶类制品等绝缘物体将电线从触电者身上挑开，使触电者脱离电源。

如果没有其他人在旁边，触电者也要立即采取自救方法。如果接触的电线带电，触电者可用另一只空出的手迅速抓住电线绝缘处，将电线拽离身体。如果接触到的是固定在墙上的电源，触电者可用脚猛力蹬墙，同时身体向后倒，借助身体的重量和外力摆脱电源。

将触电者脱离电源之后，下一步要做的是，及时判断触电者有无意识和呼吸。如果确认触电者已经没有意识和呼吸，则立刻将触电者在地上放平，并马上开始进行胸外心脏按压。与此同时，还有一件重要的事，就是拨打急救电话120，建议充分利用手机的免提功能，边打电话，边持续进行胸外心脏按压，直到急救人员到达现场。

如果触电者还有意识，就不需要做心肺复苏操作了。如果他身上有电弧灼伤，可用生理盐水或清洁的温开水冲洗，再用酒精或碘消毒，然后用干净的布类包裹好送往医院处理。如因触电摔跌出现伤口和骨折，应先止血、包扎，然后用木板、竹竿、木棍等物品将骨折肢体临时固定并速送医院处理。

提醒一句，发生触电后，体外伤口大小肉眼可以看得到，但体内受伤情况看不到，所以一般触电者都应当及时送往医院进行检查。

4.家庭中烧伤务必采用的急救"三部曲"

当我说烧伤急救的时候，有人会说那些烧伤太严重的，一般人不会轻易遇到。那我就说一说咱们家庭中经常遇到的烫伤处理方法吧。

其实，烫伤和烧伤是一回事。烧伤指的是各种热源，包括火焰、开水、热油、蒸汽、汽油、强酸、强碱、生石灰、磷、电灼等，无论是固体、液体还是气体，作用于人体后，造成的特殊性损伤。人们习惯上把开水、热油这样的液体烧伤称为烫伤，其实这也是烧伤。

烧伤在家庭里发生率很高。冬天的时候，热水袋、暖手宝、电暖器、热水瓶等取暖用具大量使用，北方平房住户需要使用煤球炉或在屋内烧柴取暖，冬季吃顿热气腾腾的火锅正当其时，这些增加了烧伤概率。夏天的时候，人们的衣着轻薄，裸露的皮肤一不小心接触热源物品也会遭殃。

有两类人群要格外注意烧伤：

一是老人。老人上岁数了行动迟缓，感觉迟钝。你想啊，老年人在使用热水袋，洗澡、洗脚时，接触温度过高时，反应迟钝，等到感觉出来时，已经被烫伤了。另外，老年人常受一些疾病困扰，如高血压患者突然血压上升，晕厥、癫痫发作时跌倒在热水盆上、火炉上，就会造成烫伤。尤其可怕的是，老年人皮肤萎缩，真皮层变薄，调节体温能力减退，皮下脂肪减少，使皮肤抵御烧伤的能力下降，创面愈合慢，烧伤引起并发症，后果非常严重。

二是儿童。和老年人相比，孩子活泼好动，皮肤娇嫩，但是危险性同样很高，特别如刚刚学会走路的婴儿，皮肤不仅薄，而且很嫩，碰到暖气片都容易被烫伤。通常来说3岁左右的儿童烫伤发生率最高，而且孩子烧伤程度一般较严重，部位主要位于脸部和双手，容易形成疤痕和色素沉着，严重时可影响到眼睛和口的开合，这会给儿童的身体和心理留下长期创伤。网络上有一些非常可怕的烧伤图片，大家可以适当选择一些给孩子看看，从而增强他们的自我保护意识。

烧伤造成的伤害80%以上都是余热造成的，用凉水冲是减少余热危害的好办法，简单、易操作、效果好。对于普通老百姓来说，烧伤急救可以简化为三步：

第一步，冲。用冷水持续冲洗、浸泡20分钟以上，中和余热，降低温度，最大限度地缓解疼痛、减轻损伤、避免或减轻瘢痕的形成。针对冷水没有特别要求，在15~25℃之间，自来水就可以。千万别用冰块敷，这是很多人的一个处理误区，因为冰块敷在刚烧过的皮肤表面，会导致创面下的血管短时间内过度收缩，不利于恢复。

第二步，盖。就是用无菌或洁净布类覆盖创面。伤口面皮肤和肌肉组织破损，暴露在空气中很容易感染细菌。要知道严重烧伤患者，晚期死亡主要原因就是感染。有人说，我家里常备着急救包，什么药品材料都有，我拿无菌纱布包扎上不就得了吗？告诉你，可不能这样，包扎材料很容易和创面粘在一起，到医院一撕开，皮都粘掉了。所以合理的处理是，找来一块干净的布，往伤口上一盖就可以了。

第三步，走。往哪走呢？尽快送往医院，因为医院有专业的医生，专业的设备，可进行专业的处理。

在医院处置完回到家后，注意保持创面的干燥，避免摩擦和过度活动，以免使表皮和纤维板层分离，形成水疱和血疱。更不要用手抓挠、热水烫洗、衣服摩擦等方法止痒，因为这样会刺激局部毛细血管扩张、肉芽组织增生进而形成疤痕。一般应该在水疱消退，溃疡愈合后，再进行抗瘢痕治疗。

5. 世上还真有比喝凉水塞牙缝更悲催的事儿

比喝凉水塞牙缝更悲催的事是什么？喝开水被烫伤。为啥？这事儿常见啊。

有人说了，那你也真够笨的，发觉烫，赶紧吐出来，大活人还能让开水把嘴巴烫伤？但是在生活中，这种事还真不少见：没想到是开水，或者喝急了，都有可能。再说，热水喝进嘴里，觉得烫以后赶紧吐出来，喉咙没事，就这一会儿口腔也有可能被烫伤了。特别是学龄前儿童，反应慢，动作协调能力也差，大人不在身边的时候把食道烫伤也是经常发生的事。而且儿童咽喉保护性反射还不健全，吞咽后不会立即吐出，反而大哭大喊，加深吸气，造成更广泛的烫伤。

咽部烫灼伤可造成咽喉黏膜水肿堵塞，严重的会引起窒息。烫灼伤的程度与开水的温度、饮入量，以及停留时间的长短有关。受伤较重的部位一般是嘴唇、颊黏膜、咽峡、咽后壁，及会厌，严重者可能导致死亡。

我在上一节说了，烧伤急救方法就三个字：冲、盖、走。不过喝开水被烫伤怎么冲20分钟？往哪盖呢？这个问题貌似很棘手。

一般来说，人的口唇损伤的修复最快，只要注意口腔卫生，可以吃点药，如维生素C片和消炎药，避免感染，很快就会好的。但是注意忌食辛辣刺激性食物和过于油腻的食物，配合饭后漱口，早晚刷牙，成人戒烟戒酒，几天后就可以痊愈。当然，针对咽喉和食道大面积被烫伤、起泡，创面较大，最好在医生指导下用药。

还有一种更为可怕的情况：消化道被强酸强碱等化学物质烧伤。如果消化道被强酸烧伤，要立即口服牛奶、蛋清、豆浆、食用植物油等200mL；千万不要口服碳酸氢钠，以免产生二氧化碳导致消化道穿孔。如果消化道被强碱烧伤，应立即口服食醋、柠檬汁、1%的醋酸等，也可服用牛奶、蛋清、食用植物油，每次200mL，以保护胃黏膜。这两种情况都严禁催吐和洗胃，以免发生消化道穿孔。误服强酸、强碱后的正确处置方法，是应尽快消除、稀释、中和腐蚀剂，保护食管和胃肠黏膜。

我顺便在这里讲一下，身体表面烧伤怎么急救。如皮肤表面被酸碱烧伤，不要着急送往医院，要立即用毛巾、衣服揾干，再用大量清水反复冲洗，冲洗得越彻底越好，然后再包扎送往医院。

强酸包括硫酸、盐酸、硝酸等；强碱包括氢氧化钠、氢氧化钾、碳酸钠等。生活中使用的家庭用品，如擦亮剂、去污剂、烫发剂等含有这些物质，一定要谨慎使用，千万不要将上述物品装入饮用水的瓶子中，以免误服。

6.如果你不会烧伤急救，就千万别瞎处理

一个仅1岁5个月大的男童意外被开水烫伤，本来烫伤的面积并不大，但孩子的奶奶竟然将半包食盐撒在伤口上消毒，结果小男孩因伤情加重不得不紧急送到省会医院急救。

这位心疼孙子的奶奶好心办坏事，差点给孙子造成无法挽回的伤害。

资料显示，国内每年约有2600万人发生不同程度的烧烫伤，其中0~5岁的儿童烫伤占烧伤儿童的70%左右。正值生长发育阶段的孩子，如果错过最佳治疗时机，肢体的畸形、心理的障碍将会成为孩子终生抹不掉的阴影。

许多烧伤患者在入院治疗前，会先用各种土办法。这些方法可谓千奇百怪，也不知道是从哪学来的。往伤口上撒盐这个事比较极端，较为常见的是涂抹酱油、醋、碱面、白糖，倒是没人撒孜然，有人敷上芦荟、蛋清、牙膏，还有人习惯涂抹红药水、碘酒等。

不过这些材料使用以后没有任何治疗效果，还有可能延误病情，所以这些方法都不可取。实际上土办法会给伤口带来较大的感染风险，尤其当涂抹的东西里含有糖、蛋白质等营养成分，使得细

菌能够在烧伤处或周围快速滋长。特别是在气候湿润的南方地区，伤口极其容易感染。

此外，异物残留在伤口上，不利于伤口愈合，还影响愈合后的美观，治疗烧烫伤时，也会增加伤口清创难度，影响医生对伤情的判断。

比如，你往伤口处涂抹酱油，不仅不管用，还会使皮肤颜色变深，导致医生难以正确判断伤情。

芦荟这类物质对皮肤有一定好处，但没有证据表明其对烧伤有治疗作用。在伤口上涂抹蛋清还可能引起感染，到了医院医生得先将蛋清冲洗后再治疗，受伤的人还得多受一次罪。

红药水对烧伤无效，还会影响医生判断伤情，而且大面积涂抹可能会造成汞中毒。碘酒含有酒精，会损伤皮肤，加重疼痛感。烫伤膏、烫伤油这些药物也不要使用，虽说它们通常都有促进结痂的作用，但可能会造成更严重的感染。

这些五花八门的民间土方中，涂抹牙膏最为大众所信赖，有人说"亲测有效"。其实这种方法还是不值得提倡。有的牙膏中含有薄荷，使人感觉清凉，但同样对于创面愈合没有任何促进作用。牙膏不属于无菌物品，外涂牙膏后局部渗液不容易引流，积聚在表面容易引起感染，延迟愈合，甚至导致疤痕形成。

所以当自己或者别人遭遇烧伤，不要化身喜来乐，自以为一些土方子有奇效。其实，此刻马上老老实实去冲冷水，比啥都强。

此外，不要弄破水疱，不要强行去除任何粘在伤处的东西，这样做会加深对伤处的损害，甚至会引发感染。烧烫伤严重的病人容易有口渴症状，不要给病人喝大量白开水、矿泉水，以免引发脑水肿或肺水肿等并发症。可让病人少量多次喝些淡盐水，补充血容量，防止休克。

7.石灰误入眼睛里，怎么急救处理?

石灰进入眼睛属于化学性烧伤，是严重的眼科急诊，大约占眼外伤的10%左右。化学性物质会对眼组织常造成严重损害，如不及时处理或者处理不当，严重者甚至会导致失明或丧失眼球。

石灰误入眼睛里造成烧伤这件事，金庸的《鹿鼎记》里面提到过好几次，要知道撒石灰可是韦小宝的成名绝技。遇到这样的伤害该如何急救呢？其实《鹿鼎记》里已经给出了答案。原著这样写的，高彦超道："得用菜油来洗去，不能用水。"

那么到底能用水来清洗眼中的石灰吗？能。不是有说法石灰加水产生热量会灼伤眼球吗？确实。但是眼球里本身是有眼泪等水分的，如果不立刻用大量清水冲洗，石灰同样会迅速和眼泪生成化学反应剧烈放热，烧伤眼球。如果是草木灰、香灰进入眼睛，只须用清水洗去即可。

眼睛里进入石灰后，处理办法是这样的：立即用干净手绢将生石灰粉蘸出，用手指拨开眼睑，眼睛睁得愈大愈好，用大量清水反复冲洗。尽可能缩短石灰与眼睛，尤其是眼球接触的时间，清洗至少持续30分钟，同时尽可能转动眼球。

冲洗到什么程度呢？我认为达到眼睛的灼痛或刺激感减弱或消失，可以睁眼，视物清晰的程度才行。切忌将烧伤部位用水浸泡，以免生石灰遇水产生大量热量而加重烧伤。最后可用氯霉素等抗生素眼膏，再包扎双眼。

其实，不光是石灰，化学药物入眼后都应立即用清水冲洗，千万不要用碱去中和酸，或用酸去中和碱，因为任何浓度的酸和碱对眼组织都有损害。

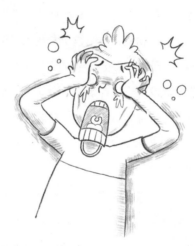

石灰误入眼睛，到底能不能用水来清洗？

下面是一些化学烧伤的具体处理办法：

如果眼睛被强酸，包括盐酸、硫酸、硝酸等烧伤，肯定也会有面部的烧伤。应该立即用布类先将面部的酸液揾干。冲洗受伤的眼睛时，以免用水冲洗时扩大烧伤面积。随即用流动的清水彻底冲洗眼睛20分钟以上。使用氢化可的松或氯霉素眼药膏，并包扎双眼。

如果眼睛被氢氧化钠、氢氧化钾、碳酸钾等强碱烧伤，就应立即用流动的清水彻底冲洗眼睛20分钟以上，禁用酸性液体冲洗。清洗完毕后使用氯霉素等抗生素眼膏，再包扎双眼。

如果眼睛被磷烧伤，立即清除磷颗粒，尽快用流动的清水彻底冲洗20分钟以上。再用5%的碳酸氢钠或食用苏打水湿敷烧伤创面，使创面与空气隔绝，以免磷在空气中氧化燃烧而加重烧伤。

这些处理完毕，再立即前往医院做进一步的救治。

8.如果发生严重的烧伤，该怎样进行急救？

如果是普通的烧伤，先自己进行紧急处理，然后去医院检查，这是最正确的选择；如果是轻微烧伤，自己完全可以处理好。如果发生严重烧伤该怎么办呢？

这就需要掌握更多烧伤方面的知识了。

比如，火灾事故中造成大面积烧伤，人不慎掉入沸水中，严重的酸碱烧伤，以及高压电大面积烧伤等。主要表现症状是烧伤处大面积水泡或破溃流水，深度烧伤者皮肤呈皮革样。伤员往往疼痛剧烈、呼吸急促、脉搏细速、口渴、尿少或无尿，呕吐咖啡色液体，甚至发生休克、昏迷。

对严重烧伤者该如何进行急救呢？

首先，迅速让烧伤者脱离火源、沸水，快速脱掉大火烧着的衣服，包括内衣裤、鞋袜等。如果烧伤者来不及脱下衣服，就用水赶紧浇灭；或就地翻滚压灭火焰；或用棉被、大衣覆盖灭火。当然，如果附近有游泳池或者河流湖泊等水源，可跳入水中浇灭火焰。当头发烧着时，在家可以在淋浴器、水龙头底下冲水；如果在户外可用湿毛巾或湿衣服覆盖头部来灭火。切勿头发上带火苗奔跑、叫喊，以免烧伤呼吸道，或者火借风势越烧越旺。另外，用湿毛巾捂住口鼻，防止窒息和呼吸道烧伤。

其次，除了立即脱去烧着的衣服之外，还需要用大量15~25℃的冷水充分冲洗浸泡20分钟左右冷却创伤面，如无水源，利用手边的罐装饮料、矿泉水或牛奶也可以，但要尽量避免因此而延误烧伤者送医时间。如发生粘连，可在水中解脱衣物，或用剪刀沿伤口周围剪开，以防加重损伤。在冷却创面的同时要轻轻除去伤员的手表、首饰、皮带、鞋等，以防伤口附近发生肿胀，影响血液循环。

烧伤患者会伴随头、胸、腹、四肢并发症的存在，应分轻重实施救护。仔细检查烧伤者神志、呼吸、脉搏等生命体征。如果发现呼吸、心跳停止，应该立即进行人工呼吸，或胸外按压操作。

如果手臂或者脚等部位被炸伤流血，急救者要立即在出血部位覆盖敷料，并用手紧紧压住。如果大量出血，则用止血带或粗布扎住出血部位的上方，抬高患肢，迅速送往医院进行清创处理。捆扎带需要每隔40~50分钟松一次，以免受伤部位缺血坏死。

紧急拨打急救电话120，请求派救护车的同时，必须告知急救医生，有大面积危重烧伤或伴有呼吸道烧伤病人，让医生准备好做气管切开术的工具，因为呼吸道水肿可以导致窒息而危及生命。

最后，创面冷却后，用洁净的床单等覆盖创面，避免创面被污染。

严寒冬季，气温很低，治疗烧伤的同时有可能造成冻伤，所以注意冷敷的程度不能过度，还需要注意其他部位要采取保暖措施。烧伤的急救处理，最基本的是注意清洁，以防感染；其次是冷敷时注意保温，尤其是对孩子和老人。

9.癫痫发作，最好的急救就是以不变应万变

癫痫俗称"羊角风"或"羊癫风"，发作时意识突然丧失，摔倒在地，口吐白沫，肢体、面部剧烈抽动，面色青紫，瞳孔散大，十分吓人。癫痫除了突发性还容易反复发作，让人头疼。

人们经过研究，发现癫痫是大脑神经元突发性异常放电导致的短暂大脑功能障碍。由于异常放电的起始部位和传递方式的不同，癫痫发作的临床表现复杂多样，可表现为发作性运动、感觉、自主神经、意识，及精神障碍。

遇到患者癫痫发作，我们急救医生一般会怎么处理呢？

我一般会把患者的衣领松开一些，并注射地西泮（安定），等他发作停止以后，病情稳定了，再送去医院。不过一般人不具备注射地西泮的条件，也不会随身携带这类药品。那么在家中，遇到癫痫发作也不要慌张，可以采取下面的急救措施，简单易学。看到患者状况突然不好了，家属应立即上前抱住患者，慢慢放在地上，移开周围尖利或坚硬物体，因为这样可以避免摔伤。注意不要强行约束患者，也不要往嘴里塞任何东西。你需要做的就一件事——确保患者气道畅通。等待发作停止以后，让患者采取稳定侧卧位。注意

观察患者意识、瞳孔，及呼吸变化，记录癫痫发作的具体表现，最好用手机及时录下完整的发作过程，便于给医生提供正确的发病情况。

有的朋友可能听说过，遇到正在发作的癫痫患者，要拿一个东西垫在他的上下牙齿之间，怕患者把舌头咬伤。实际情况是，患者很少咬伤舌头。况且癫痫发作时，患者通常牙关紧咬，根本塞不进东西。如果强行往嘴里塞，很有可能损伤牙齿。

作为患者家属，前几次遇到患者发作可能没有经验，但次数多了，知道家里有个癫痫患者，就得随时随刻仔细观察。如果感觉患者状况突然不好了，就应该立刻上前搀扶避免受伤。癫痫发作本身对患者可能不会造成什么太大的影响，反而是摔倒的那一瞬间，可能会造成各种各样的外伤。

2020年新冠肺炎疫情暴发，有些癫痫患者认为自身免疫力低下，相比于其他人，自己更容易感染病毒，整天紧张兮兮。实际上，癫痫是神经系统的功能紊乱引起的，较少影响到呼吸系统或免疫系统，因此癫痫一般不会增加新冠病毒的感染风险。癫痫患者反而应该注意调节情绪，保持乐观。因为癫痫患者因焦虑、抑郁会引起大脑异常变化，所以疫情期间，更应该保持良好的心态，不要过分紧张、焦虑和恐慌，出现情绪问题及时纾解。

10.鱼刺卡在咽喉引发大出血，怎么办？

　　不知道大家是否喜爱吃鱼？在肉类食物中我最爱吃的是鱼肉，不仅因为鱼肉柔软易消化，更重要的是鱼肉含有丰富的营养成分。比如，含有叶酸、维生素B_2等，可以滋补健胃、利水消肿、清热解毒；另外，鱼肉还含有丰富的镁元素，对心血管系统有很好的保护作用，有利于预防高血压等。当然，鱼肉中富含维生素A、铁、钙、磷等，常吃鱼还有养肝补血、泽肤养发的功效。不好意思，我的职业病又犯了。

　　鱼肉虽然营养很丰富，但我最头痛的是剔鱼刺，每次看着热气腾腾的鱼肉就想急切地入口，但是剔除鱼刺就像雕刻一件艺术品那样得小心翼翼。如果鱼刺剔除不干净，很容易卡在咽喉，不能上也不能下，而且疼痛难忍。最严重的情况是，有人被鱼刺刺穿迷走右锁骨下动脉形成假性动脉瘤，动脉瘤破裂后导致大出血，危及生命。我记得曾经有一位患者，肛门疼痛折腾了好几天，吃不下睡不好，无奈来了医院，经过超声检查，发现在肛管后壁上有一个T型的异物，经仔细观察，发现这个异物是一根鱼刺。经过手术后，分离出了鱼刺。鱼刺卡在喉咙或者食管中是常有的事了，但是这位患者的鱼刺通过了咽喉，卡在肛管这个尴尬的部位，可算是躲过了初一，躲不过十五啊！

　　曾经有一位病人，就是鱼刺引起的动脉破裂，先后出血4000mL，最后不得不紧急做手术，进行输血，最后几乎相当于全身的血都换了一次。让人欣慰的是，经过我同事的不懈努力，挽救回了病人的生命。记得我小时候，包括现在身边的人，只要鱼刺卡在咽喉，就让赶紧喝醋软化鱼刺。其实这种做法是错误的，即便再小的鱼刺也是无法通过喝醋来软化的。除非醋能够长时间地停留在

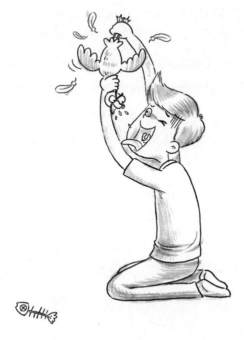

活鸭子口水可以软化鱼刺？可笑！

卡鱼刺的部位，这显然是不可能的。可能很多人认为只要不断地喝醋就可以达到效果，于是很多人拼命喝醋，万不得已的情况下才急匆匆来医院治疗，一张嘴就像陈年老醋坛子打翻了一般，但鱼刺依然"骄傲"地插在咽喉。当然，也有一些人可能觉得喝醋的成本比去医院低，所以在家使劲喝醋。还有一部分宁愿相信"网络神医"，不相信眼前的医生。网络上一些治疗鱼刺卡在咽喉的方法，比如，吃馒头"冲"鱼刺、吞橘子皮软化鱼刺，更可笑的是有人竟然把活鸭子倒提起来让其流口水，然后喝鸭子口水软化鱼刺。没想到居然有不少人为这种开玩笑式的方法点赞，真是太可怕了。这样的结果只能是延误了抢救的最佳时间。

作为一名急救医生，我负责任地给大家一点建议：只有当别人或者自己对着镜子能看到的鱼刺，才可以用镊子或者手把鱼刺拔出来；如果看不到，就应该立刻到医院请专业医生进行处理，其他办法都不靠谱。

11. 煤气中毒不论季节，关键看空气是否流通

煤气中毒，其实就是一氧化碳中毒。当我说到煤气中毒的时候，相信大家脑海里最先想到的发生时间就是寒冷的冬天，屋里用着煤炉子，门窗紧闭，这种情况下最容易发生煤气中毒。过去确实是这样的，但随着燃气走入千家万户，越来越多的人由于燃气中毒而失去生命。其实，煤气中毒中也包含燃气中毒。无论是在冬季，还是在炎炎夏日，都有发生燃气中毒的可能。夏季待在空调屋里吃着炭火锅、烧烤，或者在车内开空调睡觉，在密闭的环境中都有发生中毒的危险。

可见，避免煤气中毒不论季节，关键看空气是否流通。

因此，家里不管是否开空调，安置燃气灶、燃气热水器、煤炉等物品的房间都要保证开窗通风。如果在使用过程中或者使用之后，出现头痛、无力等不适时，应首先想到煤气中毒的可能。

一氧化碳是一种无色、无味、无臭的窒息性气体，在没有及时通风的情况下，中毒患者5~10分钟就会昏迷。轻度中毒会出现头痛、头晕、恶心、呕吐、心慌、气短、四肢无力等症状。重度中毒则会出现意识不清、呼吸困难、面色潮红，甚至呼吸停止。所以

说，一旦发现有以上情况，必须争分夺秒地进行自救或者抢救。

如果发现患者意识不清，当务之急就是立即将其移往空气流通的地方，松解衣扣，保持患者呼吸道通畅，为防止因呕吐导致的窒息，可以取稳定侧卧位，并及时拨打急救电话120。

一氧化碳中毒的病理改变，其实就是缺氧。由于吸入一氧化碳以后，一氧化碳跟血红蛋白结合的能力比氧的结合能力高300倍。因此，当一氧化碳侵入人体后，血红蛋白第一时间与一氧化碳结合，影响氧气的全身输送，造成人体缺氧。因此，吸氧就是要增加氧浓度。因为在高浓度给氧的情况下，氧跟血红蛋白的结合能力是能够增加的，这可以加速一氧化碳跟血红蛋白的离解能力，所以患者家属应让患者早点吸氧，或及时将患者送往有高压氧治疗条件的医院。一氧化碳中毒的时候碳氧血红蛋白的含量上升，而碳氧血红蛋白呈樱桃红色，所以一氧化碳中毒患者的嘴唇会呈现樱桃红颜色，这也成为判断是否煤气中毒的一个重要标准。

关于急性一氧化碳中毒的急救，民间有一些土方法，基本上都是帮倒忙的，不能乱用。被普遍使用的土办法，比如灌醋、灌酸菜汤等，一是对缓解一氧化碳中毒毫无作用，二是容易造成患者窒息。

还有一种土方法是让一氧化碳中毒患者冻着，这就更不可取了。一氧化碳中毒患者不但不能冻着，而且还要保暖。一氧化碳中毒后，患者身体本就虚弱，抵抗力就差，将患者置于冰冷的地方，还让患者在外边冻着，很容易发生肺炎。

12.稳定侧卧位是一种什么样的姿势呢？

　　我在前面所讲的急救方法中多次强调让患者保持侧卧位，免得由于异物堵塞气道导致窒息，刚才在谈到一氧化碳中毒急救的时候也提到，要将中毒患者摆放成稳定侧卧位。那么侧卧位到底是一种什么样的姿势？为什么如此重要？

　　如果煤气中毒患者已经昏迷，必须保证其气道畅通，防止因呕吐导致的窒息，这件事最重要。"稳定侧卧位"就是解决这个很关键的问题用的。

　　具体操作方法是这样的：

　　将病人一侧上肢抬起放在头一侧，另一只手掌放在对侧肩上，然后将一侧下肢屈曲。抢救者分别将两手放在病人肩部和膝关节后面，将病人翻转，成侧卧位。这种姿势的好处是，可以避免舌头阻塞气道，也方便发生呕吐或分泌物排出，从而可以保持气道通畅。

　　除了煤气中毒，其他像各种原因造成的昏迷、醉酒等都需要采用这种姿势。

　　我说到这里，亲爱的读者朋友可能就要问了，侧卧我们好理解，但稳定不稳定是什么意思？稳定当然说的是稳定性，这种侧卧位相对来说身体支撑面大，重心低，平衡稳定，舒适、轻松。不稳定性侧卧位支撑面小，重心较高，难以平衡。病人为保持这样的姿势容易造成肌肉紧张，易疲劳，不舒适，比如你将两腿并齐伸直，两臂也在两侧伸直这样的姿势，不信你自己试试。

稳定侧卧位是急救过程中经常采用的急救体位，大家一定要掌握。不过要注意，有些情况不适合伤员采取稳定侧卧位，前提是他的伤能够允许他用侧卧位，如果不允许的话就不能用侧卧位，比如出现双侧的肋骨骨折、脊椎骨折等情况。

姿势同知识一样重要。当有人受伤，在急救医生或救护车没赶到现场之前，根据病人的伤情、病情，让他保持一个最有利的姿势，进行抢救，或者等待救护车的到来，这个非常重要。

胸闷或胸部疼痛的患者，要用棉被或软物体垫在患者背下，让其平卧在平坦的地方。如果患者发生了急性左心衰、呼吸困难，应该让他坐在椅子上，双腿下垂，头靠在椅背上。这样由于重力的作用，可以减少回心血量，从而减轻心脏负荷、减轻肺淤血；可以减轻腹腔脏器对膈肌的压迫，从而减轻对肺部的压迫，缓解呼吸困难。

如果患者下肢出血，要让患者仰卧在平坦的地方，将其下肢垫高，并采取有效的止血；如果失血性休克的患者脸色苍白，手脚发凉，可让这样的患者采取脚高头低的姿势平躺，将患者的下肢用东西垫高，使回心血量增加，以改善大脑、心脏等器官的缺血缺氧情况；如果患者手部或足部有外伤出血的情况，可让患者平躺，并将伤处垫高，这样做能减少出血量。

13. 吃了头孢类抗生素，就千万别喝酒了

潘金莲曰："你若有心，吃我这半盏残酒。"

如果你是武松，该怎么办？如何坚定又不失体面地拒绝。

武松曰："嫂嫂，我吃了头孢。"

我在这里开个玩笑。

我重点强调的是吃头孢类药物之后，千万不能喝酒。我相信这个禁忌不少人都已经知道了。为什么吃头孢不能喝酒呢？又有多少人能说出个一二来呢？

我们需要了解一下酒精的代谢过程：大家知道，肝脏是机体进行新陈代谢中最为活跃的器官，它不仅能够分泌胆汁，还参与营养物质的合成，体内代谢所产生的毒物和废物，外界食入的毒物、有损肝脏的药物，都可以通过肝脏解毒。正常情况下，乙醇在体内通过肝脏被乙醇脱氢酶氧化成乙醛，乙醛很快再被乙醛脱氢酶氧化代谢成乙酸，最后再转化成二氧化碳和水排出体外。

吃头孢再喝酒，头孢类抗菌药物和酒精在体内共同作用，会出现"双硫仑样反应"。双硫仑可以抑制乙醛脱氢酶的活性，从而导致乙醛蓄积中毒。双硫仑本来是橡胶工业的一种催化剂。1948年，

哥本哈根研究者雅各布森发现，接触过双硫仑的人如果喝酒，可出现心慌气短、面部潮红、胸闷胸痛、头痛头晕、腹痛恶心、血压下降，甚至休克等一系列状况，便将这一疾病命名为"双硫仑样反应"。也就是说导致酒精在体内的"解毒过程"中断，产生体内"乙醛蓄积"的中毒反应。

一般来说，饮酒前服用抗生素，大多于饮酒后几分钟发病；饮酒后使用抗生素，在几分钟或1小时内发病。

由于个体差异，每个人分解酒精的时间不同，且药物在体内代谢也需要一定周期，所以医生一般建议，服用头孢类药物后，最好在一周内不要喝酒。

生活中哪些药物里面含有双硫仑呢？头孢类药物是最主要引起双硫仑样反应的药物，比例将近90%；还有甲硝唑、替硝唑等硝基咪唑类抗生素，比如呋喃妥因、呋喃唑酮等硝基呋喃类抗生素；还有二甲双胍、格列美脲、格列吡嗪等降糖药，及以乙醇为溶媒的药物制剂，如感冒止咳糖浆、复方甘草合剂、藿香正气水等。服药期间除了不能喝白酒、红酒、黄酒、啤酒以外，含酒精的食物也不能吃，如啤酒鸭、酒酿圆子、糟鸡，等等。馋也别吃，等病好了再吃吧，毕竟健康第一。

14.再疼，也千万别乱吃止痛药

药物是用来治病的，但又有俗语道"是药三分毒"，足见服用药物也有禁忌，否则可能造成无法挽回的伤害。要想让药物真正起到积极的正面的作用，首先要对症下药，还需要遵从医嘱或者按照说明书来服药，更要注意用法与用量。甚至为了达到最佳的治疗效果，还需要联合用药。如果胡乱用药，不仅不能加强效果，反而会对身体造成伤害。中国每年大约有250万人因为吃错药而损害健康，导致死亡的有20多万，是交通事故致死人数的2倍。看，多可怕！

服用止痛药也是同样的道理。

疼痛本身是一种痛苦的体验，但又是一种警示信号，警告我们身体出现了问题。没有弄清原因之前，不要随便服用止痛药，因为止痛药有可能掩盖真实病情，以致贻误正确的诊断和治疗。如果肚子很痛，真正的病情是胃肠穿孔了，但服用了止痛药肚子不疼了，这样容易导致我们对病情的轻视，进而贻误病情，不就更加危险了吗？无论是急性疼痛还是慢性疼痛，本身都是疾病，不能够忍，必须要即刻治疗。急性疼痛会随着病症的治愈而逐渐消失，而慢性疼痛若不及时治疗会导致神经功能紊乱，进而发展成为难治性疼痛。另外，乱服止痛药还会引起胃肠道蠕动减弱、胀气等症状。

当然，止痛药分为很多种。只有针对不同病症，服用不同的药物，才能药到病除。不是你觉得肚子疼，吃任何一种止痛药都会有效。

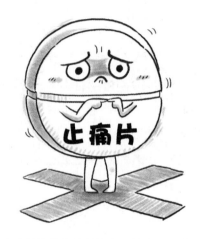

止疼药往往会掩盖掉真正的病因，贻误治疗

常见的止痛药分为这几大类：

麻醉性止痛药。如强痛定、杜冷丁等。用来提高机体对疼痛的抗痛能力，主要作用于大脑和脊髓，多用于癌痛和已经明确病因的严重疼痛。长期使用则会成瘾。

非甾体类抗炎药。这就是老百姓口中常说的止痛药。其实这类药本身没有止痛作用，主要是通过降低组织中前列腺素的合成，消除炎症，进而缓解疼痛，如阿司匹林、布洛芬、消炎痛、扑热息痛等。非甾体抗炎药的止痛作用较弱，无成瘾性，使用广泛，用于一般常见的疼痛，如发烧、头痛、牙痛、肌肉痛、关节痛、神经痛、痛经等。

抗癫痫药和抗抑郁药。如卡马西平等。用来治疗由神经本身受损引起的神经病理性疼痛，对其他疼痛无效。

解痉药。如阿托品、颠茄片、山莨菪碱等。主要用来解除空腔脏器痉挛，缓解疼痛。

硝酸甘油等药物。主要功效是扩张血管。可以扩张冠状动脉，增加心肌血流量，缓解因心肌缺血引起的心绞痛。其他还有激素、调节代谢药等。

近日，美国食品和药物管理局（FDA）发出通告，呼吁不要滥用止痛药。如果发生不明原因的疼痛，需要及时去医院，向医生详细、准确描述症状，医生才能准确诊断疼痛原因，制定诊疗方案。

15.醉酒者休息时，一定要有人看护

醉酒，就是急性酒精中毒。解决醉酒最好的办法就是别喝醉。这可不是一句废话。高兴放松的时候，大家都愿意喝点小酒，适量饮用还可以，就怕有的人一喝就多。喝高了之后头痛、恶心，出现疲劳、身体乏力等症状，说明酒精已经损害到我们的健康了。如果是急性酒精中毒，那么可诱发急性胃黏膜损伤，或因剧烈呕吐导致贲门撕裂症，表现为急性上消化道出血。还可诱发急性肝坏死、急性胰腺炎、心绞痛、急性心肌梗死、急性脑血管病、肺炎、跌伤等，出现这些症状可就麻烦大了。

急性酒精中毒根据表现可分为三个阶段。第一个阶段为兴奋期。出现面色潮红、头晕、言语增多、自制力差等症状。有的人喝多了撒酒疯闹腾，有的人胡言乱语，有的人则老老实实回去睡觉。第二个阶段为共济失调期。出现动作笨拙、步态不稳、语无伦次且含糊不清、恶心呕吐、脉搏洪大、心率增快、血压增高等症状。第三个阶段为昏睡期。一般当每分升血液中酒精浓度达到250 mg以上时，就会出现昏睡或昏迷、面色苍白、皮肤湿冷、口唇青紫、瞳孔散大或正常、呼吸缓慢而有鼾声、大小便失禁、心率增快、血压下

降等症状。出现这些情况，一定要格外注意，稍有不慎便有可能危及生命。当然，醉酒表现不像是考试分数线一样有界限，条理分明地一步步进行，而且每个人因为体质不一样，对于酒精的耐受性也不一样，所以醉酒表现出来的症状也有很大的不同。

不同酒精中毒阶段的应对办法不同，如果处于第一阶段和第二阶段，那么可以让醉酒者睡觉，依靠时间来消解酒精，也可以吃一些维生素B，有助于缩短宿醉的恢复周期，或睡觉之前多喝一些水，以减轻第二天早上起床时的不适症状。如果进入第三个阶段，除了让他睡觉以外，还应该及时把患者送往医院救治。记住，醉酒的人身旁一定要留人照应，把他摆成稳定侧卧位姿势，万一因为呕吐导致窒息，可就不是难受不难受的事儿了，那是能要命的事儿！

另外，酒精会使血管收缩。如果醉酒者处于寒冷的环境中，可能会造成体温过低，加上醉酒者因为意识不清醒，这时候需要注意保暖。照顾者可以给他盖上厚一些的衣服或者毯子，以防醉酒者冻伤或者着凉感冒。

满身酒味的酒精中毒者有被掩盖病情或被误诊的风险，一些潜在的导致意识丧失的疾病得不到及时发现和治疗，如头部损伤、中风、心绞痛和低血糖。

当然，解决醉酒最好的办法就是——适量饮酒，不喝醉！

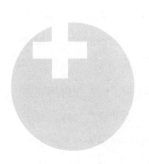

第四章

户外意外伤害
学会如何处理

1.事故之后，怎样判断自己或者别人是否骨折？

　　骨折就是骨头破裂或者折断。骨折是日常生活中常见的伤害。不过也不必过于担心，人的骨骼没那么脆弱，它是坚硬而且有弹性的结构，不像粉笔轻轻拿手一掰就轻易折断。如果打比方，那么骨骼更像是树枝。处于旺盛生长期的骨头，有一定的韧性，遇到撞击会变弯曲抵御伤害，只有受到了严重打击或者扭曲，或骨头有病或老化，才会引起骨折。

　　骨折分类的方法有很多。对于非专业人员来说，骨折可以分为两种：一种是开放性骨折；另一种是闭合性骨折。开放性骨折，指骨折的断端刺破皮肤表面，造成皮肤、黏膜破损。因为有伤口，开放性骨折被皮肤上或者空气中的细菌感染的概率很高。另一种骨折就是闭合性骨折，伤口处的皮肤完整无缺，但事实是骨头可能断裂且错位，损伤了周围的血管、神经和器官，有内出血的风险，可能发展为休克。

　　发生意外伤害以后，怎样才能知道是否骨折了呢？仅仅用疼痛来判断肯定是不够的，因为普通的拉伤扭伤、关节脱位都疼。对于开放性骨折，或者常见部位（四肢、肋骨）骨折，根据观察和简单触摸，一般人很容易区分开来，但有些部位的骨折，即使一些专业的医生有时候也会疏忽。

所以当发生意外伤害时，大家可以自我检查，出现以下情况时，应考虑为骨折：

首先，用眼睛看。观察是否产生畸形。我们在观看足球篮球比赛的时候，激烈碰撞后，有些运动员脚踝会严重变形，看着吓人。当骨折移位时，受伤肢体的形状常有缩短、成角、旋转等畸形。出现这样的状况，毫无疑问可以诊断为骨折。其次，除了观察形态，还可以观察活动情况。撞击之后，肢体非关节部位出现了非正常假关节的活动，也可断定为骨折。最后，还可以用耳朵去听。当骨折并有移位时，骨折断端之间，可互相摩擦产生骨擦感或骨擦音。反常活动和骨擦音或骨擦感这两项症状只可在检查时加以注意，不可故意做这项检查，以免增加患者痛苦，或者使锐利的骨折端损伤或加重血管、神经，及其他软组织损伤。

只要发现以上三种症状之一，即可确诊或怀疑骨折。

不过，没有出现这三种症状时，也可能发生了骨折，如裂缝骨折等。骨折还可以通过其他体征去判断：

闭合性骨折时，骨髓、周围软组织内的血管破裂出血，表现为软组织肿胀，严重的皮肤发亮。

四肢受伤后通过直接压痛来判断往往不准确，因软组织损伤同样存在压痛。四肢骨折，有纵向叩痛存在，比如大腿骨折：当叩击足跟部时，骨折处疼痛加重。

骨折后，肢体丧失部分或全部支撑、运动和保护功能。

需要注意的是，不能确定是否骨折时，应按骨折处理。如果脱位和骨折不好区分，那就先假设问题很严重，按照骨折进行固定，这样起码不会加重损伤。检查时必须注意是否有血管、神经或内脏合并损伤存在，对危及生命或后果严重的并发症，要首先诊断，积极治疗。

2.野外发生骨折，急救措施的步骤要弄清楚

在野外活动中，如果同伴发生意外，摔伤了怎么办？这时候，需要按照上一章节介绍的方法，判断一下伤者有没有骨折。脱位和骨折不好区分，那就先假设问题很严重，按照骨折进行固定总归没坏处。

然后插播一条"老掉牙的脑筋急转弯"：把大象放进冰箱要几步？答：三步。第一步打开冰箱门；第二步把大象放进冰箱；第三步关上冰箱门。如果把长颈鹿放进冰箱呢？四步。第一步打开冰箱门；第二步把大象取出来；第三步把长颈鹿放进冰箱；第四步关上冰箱门。

你看，步骤有条不紊。

骨折固定，也是同样的道理，需要根据轻重缓急一步步进行。如果大象还没取出来，怎么可能把长颈鹿塞进冰箱呢？因此，针对野外发生骨折进行急救的几个注意事项，我在这里给大家讲一讲。

先救命，后治伤。如伤者心跳、呼吸停止，应立即进行心肺复苏，先救命要紧。

如有大血管破裂出血，立即进行有效止血。四肢开放性骨折有

大出血时，不能滥用绳索或电线捆扎肢体，可用宽布条、橡皮胶管在伤口上方捆扎。捆扎不要太紧，以不出血为度。上肢捆扎止血带应在上臂的上1/3处，以避免损伤桡神经。如有皮肤伤口及出血的，要清除可见的污物，然后用干净的棉花或毛巾等加压包扎。

妥善固定是骨折急救时最重要的环节。因为有效的骨折固定，可以避免骨折断端在搬运移动时，造成或加重软组织、血管、神经或内脏的损伤；骨折固定还可以起到一定的止痛作用，有效避免休克。

闭合性骨折直接固定。如果闭合性骨折的部位是下肢，则需要就地固定。

用夹板固定时，夹板必须托住整个伤肢，夹板不要直接接触皮肤，要先用柔软的材料垫好。

如果野外没有专用的夹板，可以使用木板、竹板、树枝、庄稼秆等；没有专用敷料，可以利用棉花、衣帽、纱布、毛巾、草、树叶等；固定夹板可以用绳子、腰带、鞋带、衣服布条，等等。

如果骨折断端已经穿破伤口、暴露在外，并已受污染，不应把骨折的断端送回伤口内，以免将污物带进伤口深部。

四肢骨折固定，要先固定近端，后固定远端，不可颠倒顺序。同时，尽量露出四肢的末端，以便观察血液循环情况。

肱骨、尺骨、桡骨等骨折固定时，肘关节要屈曲，角度稍微小于90°，再用悬臂带悬吊于胸前；股骨、胫骨、腓骨等骨折固定时，膝关节要伸直。

妥善固定好之后将伤员迅速送往医院。

3.我的锁骨损伤了，今后还怎么"养鱼"？

　　现在社会上对女性的审美是以瘦为美，骨感即性感。那么问题来了，骨感的"骨"说的是哪个部位呢？肯定不是颧骨突出。其实，美女骨感看的部位是锁骨。女性领口开口大，露出锁骨露出肩，呈现出的就是骨感美。有的美女还在视频里展示自己的"锁骨养鱼"，这是要把骨感发挥到极致的节奏哦！

　　锁骨是连接上肢与躯干之间的唯一骨性支架，在肩胛骨和上胸骨之间形成"支柱"。平时一说到骨折大都先想到的是老年人。老年人常因为骨质疏松导致股骨等部位骨折。锁骨损伤更像是年轻人的专利，年轻人活泼好动，在运动中最容易造成骨折。因为锁骨位于皮下，受外力作用时易发生骨折。和大家想象中不一样的是，锁骨受伤主要是间接暴力作用引起，很少因为直接打击而折断。常见伤害通常由来自肩部或手臂的冲击传到锁骨，产生的间接压力所引起，例如跌倒时外展的胳膊着地等。锁骨的断端错位可引起肿胀、周围组织出血和肩部畸形。

　　锁骨损伤后，如果旁边没人，可以采取办法进行自我救助：尝试着托住受伤手臂的胳膊肘，然后把头偏向受伤一侧，同时肌肉放松，就可以稍稍减轻疼痛感。

处理此类伤害的时候，可能会有疼痛感和二次伤害，所以在前往医院寻求专业救治之前最好的做法是进行固定。固定是一门学问，并不是随意处置都可以。通常锁骨骨折时，患者仍可行走或坐、立，救援人员不能抱、背伤员就医，以免造成其他伤害，更不能让患者的手臂、肩膀随意搬动，避免加重痛苦和伤害。我曾亲身经历了这样一个病例，有一个孩子在足球比赛中和别人相撞，锁骨骨折，周围的人跑过来帮忙，把这孩子用木条扎成十字架，孩子疼得死去活来。

固定的目的是制动，就是限制受伤的肢体活动。如果不做处理就送到医院，由于骨头断端很锋利，在运送过程中可能会损伤到周围神经，使伤情更严重。记住，固定不是复位，更不是矫正畸形，也不是你一出手就把骨头接好了。完全不是这么回事！不提倡复位是因为普通人并没有掌握医生专业的复位手法，一旦盲目复位，后果往往是得不偿失。

锁骨骨折可采用"8"字固定法，先在伤员两侧腋下放好衬垫，再将三角巾折叠成四指宽的条带，以横"8"字形缠绕两肩，使两肩向后，胸部前挺，在背部交叉处打结固定。

这样简单处理好以后，就赶紧去医院吧。当然，最好在去医院的路上依然能够保持坐姿。

4.一个公主抱，竟然让胳膊骨折了？

谈恋爱，年轻人最向往的姿势据说有三种：摸头杀、公主抱、壁咚。公主抱近年来颇受网友追捧，是浪漫一词的象征，虽较其他抱姿略费力，但因极具美感而深受青年男女们的青睐。

不过浪漫归浪漫，公主抱很考验男生的体力和臂力。有男孩子与女友庆祝节日，吃完浪漫晚餐后，男孩子给65kg的女友来了一个公主抱，没想到把女友摔落在地。女友本能地用手扶地，就听见"咔嚓"一声，靠近手部的前臂（前臂的远端）剧烈疼痛，畸形呈"铲形手"，去医院确诊为"前臂远端骨折"。

上肢由于经常运动，也容易造成骨折。机器创伤，受外力直接打击、挤压或跌倒时手掌着地，身体向一侧倾斜，都是骨折的常见原因。

上肢骨折分为两种，一种是上臂（肱骨），一种是前臂，所以急救方法也有区别。

肱骨处骨折常发生在跌倒时上肢直伸，肩部着地或跌倒时肘部、腕部先着地；肱骨中段骨折多见上臂中部遭受直接击打，或跌倒时肘或手着地引起；肱骨下端骨折多见于儿童，多由摔倒时肘部半伸直、手掌先着地引起。

　　关于上臂骨折固定，我来教大家两种简单方法：

　　如果现场能够找来夹板就好说了。准备两块夹板，分别放在上臂内、外侧（如果只有一块夹板，放在上臂外侧），用绷带或三角巾固定夹板的上下两端；然后用小悬臂带将前臂悬吊于胸前，使关节屈曲；再用一个折叠好的条带横放于前臂上方，连同小悬臂带及上臂与躯干固定在一起就可以了。

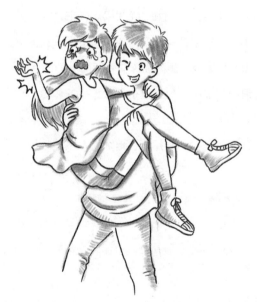

公主抱，竟然抱出了骨折？

　　如果找不到夹板时，可将两块三角巾分别折叠成四五横指宽的条带，分别固定骨折部位的上下两端，将上臂直接固定在躯干上；再用小悬臂带将前臂悬吊于胸前，使肘关节屈曲。

我再来说前臂（尺骨桡骨）骨折。它的症状表现为：肿胀、压痛，皮下瘀斑较严重，有时有骨摩擦感。前臂骨折处可发生侧方移位、重叠、旋转、成角畸形。

前臂骨折固定法同样也可以分成有夹板和没夹板两种：

如果有夹板，将两块从肘至手心的夹板分别放在前臂的手掌侧与手背侧（如只有一块夹板，放置在前臂手背侧），在伤者手心垫好棉花等软物，让伤者握好夹板，腕关节稍向掌心方向屈曲，然后分别固定夹板两端；再用大悬臂带将前臂悬吊于胸前，使肘关节屈曲。

无夹板时，将伤侧肘关节屈曲贴于胸前，把手插入第三四粒纽扣间的衣襟内，再将伤侧衣襟向外反折、上提翻起，把伤侧衣襟下面与健侧衣襟上面的纽扣与扣眼相扣，最后用腰带或三角巾条带经伤侧肘关节方环绕一周打结固定，这种充分利用伤者上衣固定的办法也挺不错的。

5. "别动，断了，叫人！"

周星驰电影《功夫》里有这样搞笑的镜头，相信大家都印象深刻：斧头帮二当家带着手下向"猪笼城寨"走进来，乌云的阴影盖住了城寨广场的所有住户，当他拿斧子砍向一个叫酱爆的小伙子的时候，镜头一转，这位头领莫名其妙地被塞进了垃圾桶。众人要拉他，他赶忙说："别动，断了，叫人！"

于是，一支穿云箭，千军万马来相见……

二当家嘴里的"断了"，说的是腰断了，也就是脊柱骨折。同其他骨折相比，脊柱骨折往往要严重得多。脊柱骨折主要表现为局部疼痛、肿胀、脊柱活动受限、骨折处有明显压痛和叩击痛；胸腰椎骨折常有后突或侧突畸形；合并截瘫时，损伤脊髓平面以下感觉、运动障碍；高位截瘫时，四肢瘫痪，可出现呼吸困难，甚至呼吸停止。

脊柱骨折，脊髓或神经末梢会因此受到压迫而损伤；如果脊髓部分或全部断裂，则会造成永久性损害。

脊柱脊髓损伤主要见于高空坠落，四肢或臀部先着地；重物从高空砸在头部或肩部；暴力直接冲击在脊柱上；还有就是弯腰弓背的时候突然遭受外界暴力挤压的作用。

脊柱骨折，千万不要将伤员拖离原位，除非现场仍然没有脱离险境。这时候要用硬板担架或专业担架。

脊柱骨折时常伴有颈、腰椎骨折。进行急救时，颈椎骨折要用衣物、枕头挤在头颈两侧，使其固定。如胸腰脊柱骨折，运送中要用硬板床、担架、门板，尽量不要用软床。胸、腰、腹部连带损伤时，在搬运中腰部要垫小枕头或衣物。

一旦有人发生或怀疑发生脊柱脊髓损伤，如果施救者未经过急救专业培训，建议不要搬动伤员，也不要让别人搬动，应尽快拨打急救电话120，请专业急救人员处理，以免加重损伤，甚至危及生命。

无论是否明确完全或不完全骨折损伤，均应在现场做好固定且防治并发症，特别要以最快方式送往医院急救。同时在护送途中应严密观察伤员，到医院后第一时间将症状告诉医生，医生好对症下药。

6.下肢骨折的固定，一二三四！

和上肢骨折一样，下肢骨折的固定也需要分为大腿和小腿两种方式。

大腿骨折，也就是股骨骨折，比较常见的是老年人摔倒，髋关节着地，造成股骨颈骨折。

股骨颈骨折后，救护车到来前的处置，首先要做的仍然是固定措施。然后，施救者应让伤者仰卧，伤肢伸直，并用两块夹板分别放在大腿内、外两侧。固定大腿，内侧夹板要使用从大腿根部至足跟这样长度的夹板，外侧固定要使用从腋窝至足跟这样的长夹板。如果只有一块夹板，那就放在大腿外侧，将健肢当作内侧夹板。因为身体不是绝对的直线，所以要在关节的地方和空隙部位加衬垫。这一步完成后，可用四五指宽的条带，固定好骨折部位两端和胸部、腰部、大腿的上下两端、膝关节稍下的部位和踝部。踝部与足部还是用之前教给大家的"8"字形固定，以免伤侧足部外旋。

小腿骨折就是胫骨骨折、腓骨骨折，由重物打击、撞伤、轧伤、砸伤、扭伤等间接外力造成，一般常见于青壮年和儿童。它的伤情表现为肿胀、疼痛，不能使劲，常有开放性伤口。

小腿骨折固定使用的两块夹板的长度都是从大腿下段至足跟的长度，还是分别放在小腿的内、外两侧。关节处加衬垫后，固定骨折部位上下两端，和大腿中部、膝部、踝部。踝部和足部采用"8"字形固定。

为了保护好受伤部位，大腿骨折和小腿骨折打结虽然都分为四个步骤，但顺序可不一样：第一步，大腿骨折先绑住踝关节和双脚；第二步，绑在膝关节下面；第三步，绑在靠近骨折部位的近上端；第四步，绑在靠近骨折部位的近下端。

小腿骨折打结顺序第一步和大腿一样，把踝关节和双脚绑牢固，然后绑紧大腿中部，最后两步是绑牢骨折部位的近上端和近下端。从上往下看，大腿打结的次序是3、4、2、1，小腿打结的次序是2、3、4、1，这个一定要注意有所区别。

固定完毕，在打绳结的时候要注意，绳结都打在健侧腿那边。

7.肋骨为什么总是那么"脆弱"?

肋骨其实挺"脆弱"的,除了摔伤之外,在重物打击、碰撞、拳击等直接暴力作用于肋骨时,均可导致该部肋骨发生骨折。若骨折断端刺破胸膜,空气从外界进入胸膜腔,可形成气胸;进入的空气使伤侧肺萎陷,影响正常呼吸、循环功能。

如何判断肋骨是否骨折?一般而言,局部疼痛是最明显的症状,并且随咳嗽、深呼吸或身体转动等运动而加重;有时病人可自己听到或感觉到肋骨骨折处有"咯噔咯噔"的骨摩擦音。骨折可发生在一根或数根肋骨上,每一根肋骨一般只有一处折断,也有少数为肋骨前后两处被折断。

在童年阶段和青年阶段,肋骨本身还是富有弹性的,且不易折断。随着年龄增加,尤其到了老年阶段很容易发生肋骨骨折。由于老年人骨骼发生骨质疏松,肋骨逐渐失去弹性,对外力的承受力较差,尤其直接暴力作用于胸部时,很容易引起胸部肋骨骨折。肋骨骨折常发生于受打击的部位,同时胸内脏器也会受到损伤。当间接暴力作用于胸部时,如胸部受挤压的暴力,肋骨骨折发生于暴力作用点以外的部位,骨折端向外,容易损伤胸壁软组织,产生胸部血肿。

肋骨骨折多发生在第4~7肋，知道为什么吗？因为第1~3肋较短，有锁骨、肩胛骨及肩带肌群的保护而不易伤折；第8~10肋渐次变短且连接于软骨肋弓上，有弹性缓冲，骨折机会减少；第11肋和第12肋为浮肋，活动度较大，自然也少骨折。不过也不是绝对这样，当暴力强大时，这些肋骨也有可能发生骨折。

发生骨折后，如何正确包扎？可用三条三角巾，均折叠为四五横指宽的条带，分别围绕胸部紧紧包扎，在健侧腋中线打结，使三条条带松紧度相同，再用三角悬臂带悬吊伤侧前臂，还可用另一条带放在肘关节以上的部位，在胸部环绕一周，在健侧腋下打结。

骨折部位可伴有肿胀、青紫、出血、肌肉组织损伤等情况，机体本身有抵抗修复能力，而机体修复组织化瘀水肿的能力主要来自各种营养素，因此保证骨折患者顺利愈合的关键就是营养。

骨折患者行动不便，应尽量减少行动。

8.急救设备的替代品

生活中难免会遇到一些磕磕碰碰的突发状况，比如骨折。凡是发生骨折或者疑似骨折的伤员，都必须立即在现场采取骨折临时固定措施，注意固定的目的只是限制肢体活动，不要试图去复位。

面对骨折，即使你掌握了必要的救护技能，也还是需要有一些必要的固定材料，尤其身处户外，就得学会就地取材，巧妙利用身边仅有的物品进行急救。当然，这就要考验你随机应变的能力和智慧了。

下面我为大家介绍在突发状况下，如何利用身边物品制作成急救材料。

骨折固定用的专业材料，如携带方便、使用简便、效果可靠的铝芯塑形夹板，用手可任意塑形，还有充气夹板等。这些专业医疗急救用具都很不错，但一般人不可能随身携带这些材料。

不过为了临时应急，我们完全可以就地取材。我给大家推荐一款非常好的夹板替代品，就是杂志。杂志有一定的光滑度，硬度也够，卷曲起来可以很好地护住受伤肢体。而且日常生活中随处可见，使用起来特别方便。除了杂志，书本、木板、竹片、竹竿、尺子、厚包装纸、雨伞、拐棍，均能在骨折时作为夹板使用。需要提醒的是，夹板必须扶托住整个伤肢，夹板长度应包括骨折部位两端的关节。这些固定材料不要直接与皮肤接触，要用棉垫、毛巾、衣物等柔软物垫好，尤其骨突部位与悬空部位更要垫好。

当然，还可以充分利用衣服，把衣服撕成条带状，把骨折的下肢固定在健肢上，把骨折的上臂固定在躯干上。

四肢骨折固定时，应尽量露出四肢末端，以观察血液循环情况，如出现苍白、青紫、发冷、麻木等现象，应立即松解查清原因，重新调整夹板的位置或松紧，以免肢体缺血、坏死或损伤神经。

9.止血带、绷带、敷料和三角巾是急救法宝

止血带、绷带、敷料和三角巾是外伤急救必备的法宝。

止血带结扎在出血肢体上可以达到止血的目的，结扎在毒蛇咬伤的肢体上，可以阻断或降低淋巴回流的速度、减缓蛇毒的扩散，这些方法简单、有效，可以挽救生命。有天然橡胶或特种橡胶材质的止血带，还有卡扣式止血带、旋压式止血带等。

绷带是包扎伤口的纱布带，用纱布或棉布制成，适用于身体各部位的包扎。

敷料是医用脱脂无菌纱布，用于覆盖伤口。

三角巾是一种使用方便、快捷的包扎材料，同时又可作为骨折固定的材料，还可当止血带使用。

这些急救材料虽然药店里都有卖的，但是应急时仍有可能不能及时获取，此时又到了从身边随手使用的东西中"淘宝"的时刻了。

一些生活用品可用来当作止血带、绷带、三角巾或者敷料，当大动脉破裂大出血时可以救命。

受伤时可以解下领带或撕开衣服当作包扎材料、止血带，骨折

时也可以当作固定材料。

不论是新的、穿在身上的衣服，还是旧的长筒袜，应急处理时都可作绷带用。

大围巾可作为绷带或吊带用。

毛巾、手帕、手巾可用作出血时，止血或者冷湿敷用。

卫生棉可作为控制大量出血的敷料使用，也可当作夹板的衬垫。

还有一些日常用品也有急救的神奇效果。

保鲜膜除去表面几圈后，可直接覆盖在破溃的创面上，可起暂时的保护作用，防止污染。保鲜袋也可起类似作用。

出现擦伤，可以用清水替代冰块或生理盐水，用来清洗伤口。

冰冻矿泉水、冰棒或其他冰镇饮料，是现成的冷敷包。患处冷敷可以减少局部充血、水肿。

冷冻豌豆或其他小颗粒的冷冻食品可用于冷敷扭伤或拉伤的部位。可将冷冻的豌豆用毛巾或干布包裹，放置于伤处，同时可以通过揉捏豌豆包的形状使其适用于不同的受伤部位，且不用担心融化流水。

10.户外受伤，简易担架该怎么制作？

户外有人受伤，应该先现场抢救，待伤情稳定后，还须安全、迅速地将伤员送往医院进行后续救治。如果搬运伤员方法不当，可能事与愿违、前功尽弃，造成伤员终身残疾，甚至危及生命。因此，掌握正确的搬运技术也是抢救伤员的重要组成部分。如果能够联系到急救中心，问题就好办了。如果需要担架，急救中心有专业担架。如果在野外，比如森林、沙漠、深山等环境中，救护车无法到达，更没有通信信号，根本就无法联系上急救中心，也就更谈不上专业的搬运工具，只能就地取材来制作简易担架了。那么如何制作担架呢？下面介绍几种简易担架的制作方法：

①床板或门板可以作为担架使用，担架的四个角各有一人，可将担架抬走。

②毯子（床单、被子等）＋木棍（竹竿、铁管等）：把毯子或床单展开，在中间的1/3处两边各放上一根结实的木棍，先把一边的毯子对折，压住同侧的木棍；用另一侧的木棍压住折叠过去的毯子边缘，再把这侧毯子对折即可。

③上衣＋木棍（竹竿、铁管等）：两个人的双手分别握住两根

木棍的两端，弯腰，伸直两臂，第三个人分别从头部扒下两个人的衣服（系好纽扣或拉上拉链），套在两根木棍上。

④编织袋（麻袋等）＋木棍（竹竿、铁管等）：分别把两个编织袋的两个底角剪开，再用两根木棍分别穿入编织袋内，使两个编织袋套在两根木棍上。

这样简易的担架就制作成功了。

11. 救护车到来前，单人徒手搬运伤员有讲究

如果现场依然有起火、爆炸等危险的状况发生，应该尽快让伤员脱离这种"水深火热"的危险环境。尤其是身边没有其他人帮忙的危急情况下，怎么办呢？

我在这里给大家介绍几种简单易行的、单人徒手搬运伤员的方法。

如果伤者意识清醒，单侧下肢软组织受伤，在有人帮助下能自己行走，就可以采取单人扶行法。救护者站在伤员的伤侧，让伤员搂住自己的颈部，一手握住伤员手腕，另一只手扶住伤员腰部，随着伤员缓慢行走，可边走边安慰伤员的情绪。

如果伤者意识清醒，也没有脊柱、胸部损伤，但属于老弱、年幼伤员，在这种情况下可以选择背负法。抢救者蹲或半蹲在伤员前面，微弯背部，将伤员背起，保证伤员的双手能够抓住抢救者的脖颈。如伤员不能站立，则救护者躺于伤员一侧，一手紧握伤员肩部，另一手抱起伤员的腿用力翻身，使其趴在自己背上，然后再慢慢站起来。

如果是体重较轻的伤员，那么可采用抱持法。把一侧手臂放在

伤员背后，用手搂住腋下，另一手臂放在伤员双侧腘窝下面，将伤员抱起。可让伤员搂住自己的颈部。切记，脊柱损伤或下肢骨折者禁用此法。

如果伤者体型较大且体重较重，而且处于昏迷状态，则不适合采用其他徒手搬运伤员的方法。在这种情况下应该这样做：抓住伤员双肩或双踝将伤员拖走；也可将伤员衣服纽扣解开，把衣服拉至头上，拉住衣领将伤员拖走。这种情况可能会使得伤员头部受伤，一定记得将头部保护好。亦可将伤员放在被褥、毯子等上面拖行。

如果伤员处于狭小空间且充满浓烟的环境下，无论伤员清醒或者昏迷都要选择爬行法。爬行法就是让伤员仰卧，用毛巾或领带把他的双手从手腕处固定，然后骑跨在伤员身体两侧，把伤员绑住的双手套在自己的脖子上，然后双手撑地爬行，脱离危险场地。

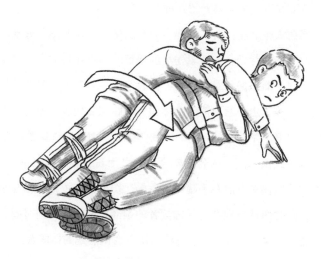

单人徒手搬运伤员姿势有讲究

12.简单易行、操作性强的双人搬运法

一般来说，单人搬运法多用于轻伤员，或者体重较轻人员；双人搬运法适用于不能活动、体重较重者；还有三人搬运法，适用于病情较重或不能活动、体重超重的病人；四人搬运法除可用来搬运相扑运动员那样超重的伤员外，还主要适用于颈椎、腰椎骨折的病人或病情危重患者。

下面我重点为大家介绍几种双人搬运法：

椅托式搬运法：两名抢救者面对面站在伤员两侧，分别将一侧的手伸到伤员背后，并抓紧伤员的腰带，再将各自的另一只手伸到伤员大腿下面，握住对方手腕，同时起立，先迈外侧腿，保持步调一致。此法适用于意识清楚的体弱者。胸部受伤者常伴有开放性血气胸。如须包扎搬运已封闭的气胸伤病员，则以座椅式搬运为宜。

轿杠式搬运法：两名抢救者，各自用右手握住自己的左手腕，再用左手握住对方的右手腕，然后再让伤员坐在抢救者相互紧握的手上，同时两臂分别搂住两抢救者的颈部。两抢救者同时起立，先迈外侧腿，保持步调一致。此法适用于意识清楚的体弱者。

双人拉车式搬运法：两名抢救者，一人在伤员背后，两臂从伤

员腋下通过，环抱胸部，将伤员两臂交叉胸前，再握住伤员手腕；另一人面向前，身体在伤员两腿之间，抬起伤员两腿。两名抢救者一前一后行走。此法适用于意识不清者。如果脊柱、下肢骨折者，禁用此法。

当然，相比于单人搬运法，双人搬运法搬运伤员更容易控制。但因为是两人配合，行进时要格外小心，只有在紧急情况下才能使用这种方法。

除了徒手搬运，还可以使用搬运工具，比如专业的搬运椅及担架等。

13. 溺水急救，回答ABC才能得分

现场心肺复苏术主要分为三个步骤，分别指胸外心脏按压（Circulation）、开放气道（Airway）、人工呼吸（Breathing），也就是人们常听到的CAB。不过，在溺水急救中，急救的心肺复苏要按照ABC的顺序，即开放气道→人工呼吸→胸外心脏按压，而不是前面讲的CAB顺序。这是因为，绝大多数的心脏骤停，都是心跳先停，而后呼吸停止，所以要先做胸外心脏按压；而溺水、哮喘等原因导致的心脏骤停为窒息性心脏骤停，是呼吸先停，然后心跳才停。心脏停搏是被呼吸停止连累的，所以复苏的关键就在恢复呼吸上。

如果遇到溺水者，可以按照以下步骤进行急救：迅速将溺水者救离水中，一律不控水，呼吸心跳已停止者，按ABC的复苏操作顺序，立即进行心肺复苏。迅速清理口鼻内异物，开放气道后，立即连续做5次口对口吹气，再做30次胸外心脏按压，之后每吹2次气做30次胸外心脏按压，直至救护车到达。

接下来是每次急救过程中不可或缺的步骤——拨打急救电话120。如果溺水者昏迷过程中磕碰到礁石等异物造成头、颈部损伤，

也要及时进行处理。

通常心脏骤停的时间超过4分钟，脑组织则发生永久性损害，超过10分钟就会脑死亡，而溺水导致的心脏骤停，即使超过10分钟，也应积极抢救。

当然，溺水进行到心肺复苏这一步的时候已经晚了，最好是发生溺水后及时自救互救。发生溺水后，不会游泳的人除呼救外，取仰泳姿势，头部向后，使鼻部露出水面呼吸。千万不要试图将整个头部伸出水面，因为对于不会游泳的人来说将头伸出水面是不可能的。呼吸时尽量用嘴吸气、用鼻呼气，以防呛水，同时呼气要浅，吸气要深。因为深吸气时，人体比重降至比水略轻，可浮出水面。

如果发现有别人落水，应立即大声呼叫，请求支援。若未学过水中救生技术，不可贸然入水救人。如果对神志丧失的落水者进行施救，而且你还学过水中救生技术，可以游过去使其面朝上并救至岸上，但要小心水流过急。如果水很深，请找一条船去救落水者。如果此时周围没有船，只有你的游泳技术很好，才可以游过去将溺水者面朝上救助上岸。若溺水者离岸不远，则可用竹竿、木棍等，从岸上施救，或对其抛掷救生圈、救生绳带、绳子等救生用品，均可使溺水者获救。

14.抢救溺水者，一律不控水！

　　将溺水者救上岸之后如何抢救呢？到底要不要控水？在这一点上，我发现网上有各种关于控水观点错误的文章和图片在传播。有的视频显示，一个人握住孩子双踝，倒背着孩子跑步，以此来控水，认为水控出来，孩子就得救了。

　　告诉大家，这样的急救是错误的，控水这种做法不仅没必要，反而有害。

　　为什么呢？我跟大家说一下不控水的道理。

　　溺水者中，有一部分人的呼吸道根本就没进水。因为呛水的那一刹那，溺水者由于紧张，加上冷水的刺激，声门闭锁，这样水根本无法进入。呼吸道里没水，当然就不用控水了。由于溺水者声门闭锁，无法进行气体交换，同样会发生窒息，造成呛水窒息的假象。

　　就算是水被吸入溺水者的呼吸道了，水量也很小，而且也可以被吸收，然后进入血液循环，用不着控出来。有人会说控水即便没用，也不见得就有害啊。那咱们就说说控水"害在哪里"。

　　控水的实际效果很差。比如，有些人刚吃饱饭就下到水中，容易引起胃内容物反流和误吸，使分泌物进入溺水者的呼吸道，反而引起窒息，还可能导致肺部感染。再说，抢救溺水者最重要的一点是抓紧时间，忙着倒立弯腰控水，占用或者耽误了为溺水者做心肺复苏的时间，反而使其错过复苏的可能。

有人反驳，背着孩子跑圈的，放在膝盖上控水的，你们指责说是方法不对，但是人家的确把人救活了呀！怎么说？实际上，这类溺水者的心跳、呼吸肯定没有停止，只是暂时丧失了意识而已，即便不背着跑也能救活。

关于对溺水者最有效的抢救步骤和方法，有一个认知过程。最早的理论是"一律先控水"。在人类漫长的历史中，一直认为既然水进入了肺部，甚至进入了消化道，控水是理所当然的、无可争议的，所以在抢救溺水者时，会把"控水"作为抢救的第一步。后来人们的知识水平不断提高，演变成"海水控水、淡水不控水"，理由则是：淡水含盐量为0，海水含盐量约为3.5%，人体血浆含盐量约为0.9%。如为海水溺水，由于海水渗透压高于血浆渗透压，机体的水分会进入肺内，肺内的水分则会越来越多，致使肺部"淹溺"；如为淡水溺水，由于淡水的渗透压低于血浆渗透压，已经进入肺部的水分会迅速进入血液循环，肺内的水分会明显减少或消失。因此，海水溺水必须控水，而淡水溺水则无须控水。最近十几年的实践给出的溺水抢救原则是"无论海水、淡水，一律不控水"了。

2020年新版《心肺复苏指南》指出，没有证据表明水能成为阻塞气道的异物，不要浪费时间用腹部或胸部冲击法来控水。《2010

美国心脏协会心肺复苏及心血管急救指南》也明确指出：溺水无须控水！

　　虽然溺水后不用控水，但是口腔鼻腔里的泥沙、呕吐物一定要去除，以保障气道畅通。

　　科学在进步，知识在更新。我现在经常看到网上还有人传播错误的关于溺水抢救控水的文章和图片，真心起急！拜托大家阅后多多宣传正确有效的急救方法，以免自误或误人！

15.游泳时抽筋咋办？别慌，先浮出水面

很多人在游泳的过程中会突然出现腿抽筋的危险状况。这主要是由于身体过度疲劳、游泳时间过久或突然受冷水刺激导致的。这时候最好能够立即上岸擦干身体。日常生活中，也会因为运动时肌肉动作不协调，或者是大量出汗、呕吐或腹泻后体内盐分减失，造成抽筋。平时抽筋一般不会有危险，但是如果在游泳时突然发生肌肉痉挛，一时间惊慌失措或者处理不当，再加上身边没有其他人，就可能溺水而亡。

如果在水中游泳时突然腿抽筋了，该怎么做呢？

首先，不要过度紧张，及时浮出水面，进行呼救。其次，在救援人员到来之后要积极配合，上岸后边按摩边做伸直屈腿动作，一般做十几次就能缓解抽筋疼痛。

如果游泳时发生抽筋，尤其周围没有人时，不要慌乱，也不要强硬上岸，否则会适得其反而有溺毙的风险。这个时候让自己漂浮到水面上，控制抽筋部位，经过休息后，抽筋症状能自行缓解。

如果是小腿抽筋，先深吸一口气，把头潜入水中，使背部浮出水面，两手抓住脚尖，用力向自身方向拉，同时双腿用力伸。一次

不行，可以反复几次。腿肚子抽筋最常见，因腿肚子离心脏较远，最易受凉，容易发生过度收缩。

如果是大腿抽筋，需仰浮水面，使抽筋的腿屈曲，然后用双手抱住小腿用力，使其贴在大腿上。

如果是上臂抽筋，需握拳，并尽力曲肘关节，然后用力伸直，如此反复数次。

如果是手指抽筋，可先用力握拳，再用力张开；张开后，又迅速握拳，如此反复数次，至抽筋缓解为止。

如果是手掌抽筋，需用另一只手掌将抽筋手掌用力压向背侧并使之做震颤运动。

如果是腹直肌抽筋，即腹部（胃部）处抽筋，需弯曲下肢靠近腹部，用手抱膝，随即向前伸直。

总之，游泳时抽筋绝大多数与每个人的体质有关，主要是因体内热量、盐量、钙磷供应不足所致。另外，抽筋与睡眠也有一定关系。因此，平时注意补充钙和维生素D，注意多补充体内热量。游泳前要充分做好热身准备活动，让身体都活动开。这时下肢的血液循环顺畅，就能避免腿抽筋。此外，游泳前要注意保持充足的睡眠。

16. 耳内突然进异物，取出来的小技巧

　　耳道进入异物这样的事很常见，一般人都会选择自己处理。如果方法正确的话没问题，但是不能不当回事，否则会引起耳部不适，发生疼痛，甚至严重影响听力，导致耳鸣、耳聋。

　　曾经有一对小情侣在宾馆休息，一人突然耳道刺痛，到医院后，医生发现其左耳的耳道里有一只虫子，这只虫子咬破鼓膜造成耳内糜烂，致使患者的听力受到损害。

　　耳朵里面进虫子，一定要想方设法地将虫子取出来。针对虫子的特性，取出耳道里的虫子有好几种方法：

　　如果虫子在耳朵比较浅的地方，可以在他人的帮助下，用镊子将虫子夹出来；也可以利用虫子的趋光性，在黑暗处用手电筒照射耳朵，吸引虫子自动爬出；还可以用喝饮料的吸管把香烟雾徐徐吹入耳中，将虫子熏出来；用葱汁加麻油，或者婴儿油、色拉油，滴3~5滴入耳，过2~3分钟，把头歪向患侧，小虫会随淌出来；滴几滴眼药水也可以，很安全的，不用担心会对耳朵造成任何的伤害。提醒一句，当虫子出来后，或者是其他异物出来以后，须用水清洁耳道。有些人将汽油等刺激性物品倒入耳道，在消灭虫子的同时，

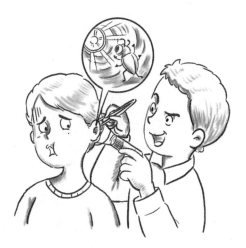

利用趋光性，用手电筒照射吸引虫子主动爬出耳朵

对耳道也有较强的灼伤，这样的方法不可取。

耳内异物有好多种类型，除了飞虫、蟑螂等小昆虫，还有豆类、种子，以及石子、小玩具等，各类异物都有不同的处理方法。

对于豆粒等植物性异物，可用白酒或95%的酒精滴入患耳，异物脱水缩小，就容易掉出来了。对有硬壳的植物类异物，如瓜子、麦粒等，处理方法同杂物类。

耳道进水时，将头侧向患侧，用手将耳朵往下拉，然后用同侧脚在地上跳几下，水会很快流出；也可用小棉签或用干燥的棉花缠在火柴棍头上，轻插外耳道，在耳内旋转几次，吸干净就行。如果是玻璃珠之类的小物件，使进入异物的耳朵下倾，将耳郭向后上方牵引，连连轻击头的另一侧，小的异物即可掉出。铁屑或其他铁性异物，可用细条状磁铁伸入外耳道口将其吸出。生石灰入耳，应用镊子夹出或用棉签将石灰拭出。

这些异物不要用水冲洗：像豆类遇水可膨胀，胀大后卡在外耳道内更难取出；像生石灰类遇水产热反而烫伤黏膜，千万不要用水冲。另外，有鼓膜损伤的患者也不能用水冲法或滴油法。

异物入耳后如采用上述方法仍不能取出时，应去医院请医生取出，切不可强行取出，也不可让异物长期存留在耳内，否则会引起外耳道和鼓膜损伤。若异物取出后出现耳痛或流脓，多为操作过程中外耳道或鼓膜并继发感染发炎所致，应立即就医。

17.晒伤，也是伤啊！千万不能忽视

炎炎夏日，待在户外时间久了，阳光过度照射后，肌肤容易出现红肿、刺痛、水泡、脱皮等现象。其实这是皮肤被太阳晒伤了，晒伤也是伤，一定要抓紧时间科学护理，以免耽误时间长了使皮肤损伤加重。

晒伤其实是一种对日光照射产生的急性炎症反应，也就是日光性皮炎。儿童、妇女、建筑工人、长期户外工作者、野外工作者，以及滑雪和水面项目运动员易得该病。伤情的严重程度和光线强弱、照射时间、个体肤色、体质、种族等有关。

晒伤多发生在暴晒后2~12小时内。伤势表现基本上是这样的：皮肤损伤一般局限在曝光部位，一开始是鲜红至猩红色水肿性斑，边缘鲜明。大面积晒伤可能有不适、寒战和发热等全身症状，会自我感觉有烧灼感或刺痛感，甚至影响睡眠。几天后红斑和水肿消退，出现脱屑和暂时性色素沉着。轻者2~3天内痊愈，严重者一周左右才能恢复。

肌肤晒伤后要尽快采取补救措施，方法多数是对受损的皮肤进行补水和美白。伤势较轻时适当使用温和、无刺激的保养品，加速

细胞修护、再生，缓和皮肤晒伤的症状。

如果脸部皮肤发红，可以面部及鼻子等发红的部位为中心，用蘸了化妆水的化妆棉不断敷面，直至皮肤感到冰凉为止，接着用润肤露保湿。当皮肤被强烈的阳光灼伤，皮肤的症状差不多已达到烫伤的地步，就需要冷湿敷降温，但不要搽任何护肤用品。

同样，手部和足部晒伤时，可以将毛巾或衣服放入冷水或冰箱中，拿出稍稍拧一下，不滴水就可以了，然后敷在皮肤上，直到肌肤感觉舒服为止。局部可外用炉甘石洗剂，稍重者用冷敷、糖皮质激素霜或2.5%吲哚美辛溶液。有严重的急性皮炎时，用2%~3%的硫酸镁溶液湿敷。外用皮质激素类药物配制的洗剂、喷雾剂或霜剂可使炎症及疼痛感减轻。

有些皮肤娇嫩的女士平时怕晒，如果长时间暴露在户外，就需要采取预防措施。准备好防晒设施和装备，如遮阳伞、遮阳帽、长袖、袖套、手套、防晒霜等。在10时至下午4时阳光最强时尽量减少室外活动和工作，进行海水浴时，应使用耐水性好、超高SPF（阿晒系数）值的防晒霜。另外，经常参加室外锻炼，也可以增强皮肤对日晒的耐受能力。

18.被猫狗咬伤就得这样进行紧急处置

现在养宠物的家庭越来越多，可爱的小家伙给大家带来很多的乐趣和慰藉。与此同时，动物也会让人受伤。于是，不得不谈到狂犬病这个话题。虽然叫狂犬病，但病毒感染的宿主不仅是犬类，所有温血动物，包括鸟类都能感染，还有狗、猫、牛、马、羊、猪、骡、驴、骆驼和鹿均易感染，人的易感性也很高。

狂犬病主要通过伤口或皮肤黏膜传染。被感染过狂犬病毒的小狗咬伤、小猫抓伤，都可能感染上狂犬病。这咱们就不多说了，大家都清楚。还有其他情况也可以感染狂犬病，比如在有伤口的情况下捕杀疯动物、剥皮，有的人还被击打携带狂犬病毒动物木棒上的木刺扎伤而感染上了狂犬病毒，还有人在缝补被疯狗咬破的衣服时，用牙咬掉线头而感染。这是因为病毒侵蚀了口腔黏膜。感染了狂犬病毒的病人的唾液也是危险的传染源。有人就被感染狂犬病毒的病人唾液污染手部伤口而感染了狂犬病。还有因用被病人口水及呕吐物污染的手擦眼睛和嘴而发病。虽然狂犬病的发病率较低，但这是唯一发病必死的疾病，必须引起足够的重视。

被猫狗抓咬后及时注射狂犬疫苗，就不会感染狂犬病。得病原因不外乎两条：普通人无法识别家中宠物和貌似健康的动物是否携带狂犬病毒，耽误了救治时机；有的人被动物舔舐、抓伤、咬伤后，对于是否得狂犬病，存在侥幸心理，没有及时注射疫苗。

我教大家几招被猫狗抓咬受伤后的急救方法。如果确认或者高度怀疑是被患狂犬病的猫狗咬伤，那可用20%的肥皂水将伤口彻底清洗干净，再用清水洗净，然后用2%~3%的碘酒或75%的酒精局部消毒。伤口严禁包扎，因为狂犬病毒是厌氧性的，在缺乏氧气的情况下，病毒会大量生长。立即送医院注射狂犬疫苗，按照医嘱一共注射5次，不能提前或错后，更不能漏掉任何一次。回家以后，将病人单室严格隔离，创口用过的敷料应予烧毁。换药用具严格消毒。专人护理，密切观察，室内要保持安静并遮住阳光，周围不要有噪声、流水声。患者的分泌物、排泄物须严格消毒。

有人说，我怎么知道动物是否患有狂犬病呢。我们可以通过观察动物是否异常，来提高警惕。如果狂犬病毒感染动物脑组织，就会有一系列的表现。

狗是这样的：初期病犬老躲在暗处，不愿和人接近，意识模糊，呆立凝视，但对反射的兴奋性明显增高，在受到光线、抚摸等外界刺激时，表现出高度惊恐或跳起。生活习性异常，有逃跑或躲避趋向，有时失踪数天归来，主人对其爱抚时常常被咬。在此期间，病犬唾液增多，食欲反常，喜吃异物如石块、木片、破布、毛发等。病犬还会出现狂暴症状，表现为高度兴奋、性情狂暴，常攻击所遇到的人和动物。病犬行为凶猛还表现出一种特殊的斜望和恐慌表情。后期病犬下颌、咽喉和尾部等处神经麻痹，下颌及尾巴下垂、唾液外流，最后衰竭死亡。

猫的症状与犬相似，病猫喜躲避在暗处，并发出刺耳的叫声，继而出现狂暴症状，凶猛地攻击人和其他动物。病程较短，为2~4天。野生动物通常会避免和人接触，所以当你靠近时，野生动物看上去毫无警觉，那么就可能患有狂犬病。

被其他动物咬伤用不用注射狂犬疫苗？这个问题，目前比较有争议。一般来说，如果有人被动物咬伤过，但动物并未携带狂犬病毒，被咬伤部位用碘伏消毒就可以，不用打狂犬疫苗。如果有人曾被猫狗等动物咬伤过，但是不明确猫狗是否携带狂犬病毒，那我个人建议还是去注射狂犬疫苗。虽然狂犬病发病率很低，但一旦发病，死亡率100%，所以还是要及时处理，以防万一。

19.被毒蛇咬伤了，是否能用嘴吸出毒？

作为城市居民，被蛇咬伤的概率并不大，有时候将毒蛇当作宠物来养，会出现意外。野外旅行也可能被蛇咬伤。被无毒的蛇咬伤只是受伤，被有毒的蛇咬伤会有丧命的危险。

我国有蛇类160余种，毒蛇大约有50种，剧毒、危害巨大的毒蛇有10余种。蛇咬伤以南方两广地区多见。

毒蛇的毒素有两种：一种是血液毒，常见于竹叶青、尖吻蝮蛇、蝰蛇、龟壳花蛇等咬伤。被毒蛇咬伤后局部症状出现早且重，疼痛比较严重，出血不止，肿胀明显，迅速扩散，伴有皮下出血、水疱、血疱，因组织坏死、感染，部分患者的伤口经久不愈，进而引起出血、高热、谵妄等，最后会造成出血、肾功能衰竭、心肌损伤而致人死亡。另一种是神经毒，常见于金环蛇、银环蛇、海蛇等咬伤。引起的局部症状比较轻，局部红肿不明显，流血不多，疼痛较轻，但有麻木感。症状在伤后数小时左右出现，表现为眩晕、嗜睡、恶心、呕吐、四肢无力、步态不稳、眼睑下垂；重者视力模糊、言语不清、胸闷、吞咽困难、流涎，以致全身瘫痪、昏迷、血压下降、呼吸麻痹和心力衰竭死亡。有的毒蛇只有一种毒素，有的有两种毒素，这属于混合毒型，常见于蝮蛇、眼镜王蛇、眼镜蛇等咬伤。神经毒和血液毒的症状都较明显，发展也快，死因主要是呼吸麻痹和循环衰竭。

被蛇咬伤后怎么进行紧急处理呢？

首先拔除毒牙，防止蛇毒继续释放毒素。被咬伤者应保持安静，不要惊慌奔走，以免加速毒液吸收和扩散。此时坐下来，不要动，头和肩膀抬高。然后在伤口近心端距离伤口5cm的地方用止血带结扎肢体，松紧度以能放进去一根手指为宜。简单处理后，赶紧送伤者去医院，请专业的医生救治。

同伴需密切注意伤员的神志、血压、脉搏、呼吸、尿量和局部伤口等情况。如果患者没有呼吸及心跳，应立即开始心肺复苏。有些急救书提到用消毒的刮胡刀片将伤口切开，然后用吸瓶或嘴吸出毒液，别咽下毒液，应将其吐出等，实际上这些措施都没必要做，做了还可能会加重损伤。根据最新的急救指南，用嘴吸毒、切开伤口，这些措施带来的好处都很小，如果操作不当，反而会带来一些危害。比如吸蛇毒，无论用嘴吸，用负压吸引，吸出的毒素量极少，而且还会加重伤口的损伤，并且用嘴吸毒，还有可能造成施救者中毒。至于切开伤口，一般人大多不能正确操作，反而会增加感染的危险。而挤压伤口排毒，手法不当很容易造成毒素扩散。所以做好最基本的结扎，赶快去医院接受专业救治才是正理。

记住咬伤自己的蛇的样子和被咬伤时间，有助于医生确定合适的抗蛇毒血清，叫别人通知当地管理部门注意处理毒蛇。

20.被蜂蜇伤，拿出口袋里的一样东西就可处理

无论是蜜蜂还是马蜂，它们的刺都是有毒的，当刺针刺向人体内时就会释放大量毒汁。蜂类毒液中主要含有蚁酸、神经毒素和组胺等成分，可抑制中枢神经或引起溶血、出血等反应，还可使部分被蜇伤者产生全身性过敏反应，出现疼痛和肿胀加剧，头痛、口渴，甚至出现呼吸困难。此刻应立即前往医院，尤其是过敏体质的伤者更应如此。

蜜蜂的毒针尖端有倒齿状的小倒钩，蜇人时小倒钩会牢牢钩住被蜇者的皮肤，奋力飞离会连同部分内脏拉出来，所以毒针只能用一次。由于身体内部受到严重的伤害，蜇人后的蜜蜂不久就会死去。而黄蜂的毒针并没有小倒钩，因此在蜇人时能进行多次攻击。

被蜜蜂、马蜂、胡蜂蜇伤以后会很疼，最初是特别尖锐那种痛，然后是发红、肿胀，这些不会危及生命。不过会有其他严重的后果，比如嘴或者喉咙被蜇伤，肿胀可能阻塞气管，影响呼吸，过敏体质的人严重的会引起过敏性休克，甚至造成死亡。

被蜇伤后需要清理消毒，不要挤压伤口，以免毒液扩散。如果有毒刺留在伤口里面，可用镊子揑紧毒刺拔出，也可以用火罐，或

者吸引器吸出。在野外没有工具的情况下，钱包里的银行卡非常好用，可以用银行卡将毒刺刮出。切记不可直接用手指捏蜇伤的部位，弄不好刺上的毒液可能进入皮肤更深处，也别因为疼痛用手抓挠蜇伤部位。一般来说，蜜蜂的毒液呈酸性，需要用碱性溶液，比如肥皂水、小苏打水等冲洗伤口。黄蜂的毒液呈碱性，可用食醋等弱酸性液体洗涤外敷。在不明确是什么蜂类蜇伤时，也可以用大量清水冲洗伤口。局部可以用冰袋、湿毛巾等物品对伤口部位进行冷敷降温，缓解疼痛。

如果伤员的嘴部被蜇伤，那嘴部发生肿胀会导致呼吸道阻塞，这时候可通过给伤员吮吸冰块或小口喝凉水的方式缓解。如果肿胀进一步发展，就应立即拨打急救电话120。

简单处理过后，密切观察伤者生命体征，呼吸、脉搏，观察有无过敏症状。最好还是及时去医院，尤其是被马蜂蜇伤10针及以上的患者，更应分秒必争送医治疗。

还有几个禁忌：被蜂蜇伤后，不要挤压伤口，以免毒液扩散；不要在伤口上涂抹酱油，以免感染；不要用红药水、碘酒之类药物涂擦伤口，以免加重肿胀；不要用不干净的物品盖住伤口，以免发生破伤风等感染。

21.游泳被海蜇蜇伤，赶紧用海水冲洗

在海里边游泳除了特别注意别因腿抽筋造成溺水之外，另一个危险因素就是可能被海蜇蜇伤。海蜇的触须有几百万个刺丝囊，一旦碰到人体，刺丝囊中的小管就会刺破皮肤，将毒素直接注入人体血管中。被海蜇蜇伤时马上就能感到有触电样的刺痛感，几个小时或12小时之后，皮肤出现红斑、风团、水疱，甚至皮肤上面通常能看出海蜇触须留下的线条状纹路。被蜇伤者可能还会出现恶心、呕吐、关节痛、气喘、呼吸困难和麻痹等症状。一般蜇伤多出现在小腿上，如果用手去扯开海蜇的触须，双手和胳膊也会被蜇伤。

海蜇蜇伤不容小觑。对于被海蜇伤较严重的患者若是抢救不及时，会因肺水肿或者过敏性休克而死亡。

被海蜇蜇伤后怎样处置？有人说在蜇伤处涂抹尿液管用。这种做法没有科学依据。支持者说尿液里面含氨，可以止痛，但是无论氨水止痛还是尿液止痛，都没有科学依据。另外，还有人认为温热尿液浸泡对缓解疼痛有利，那咱直接用热水浸泡即可，非得用尿液干什么呢？可见，这些方法都是不靠谱的。

在海边浴场游泳，如果被海蜇蜇伤，一般岸边都有救援队成

员。我们可以向救援队人员求助。救援队成员可以提供一些急救药品，也可将伤者送到就近医院处理。

如果不具备这样的条件，我们自己也可以处置：

首先，将伤者从海里转移到陆地上，避免伤者溺水。

其次，用海水冲洗掉任何残留的触须，注意不要使用纯净水等淡水冲洗伤口。淡水会刺激触手继续发射刺丝，海水则能阻止刺丝囊刺细胞释放更多毒液。

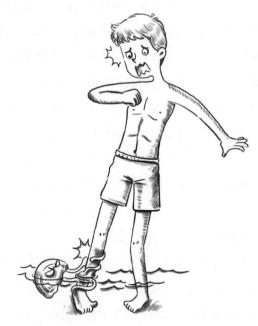

海蜇蜇伤，赶紧用海水冲洗

再次，用镊子拔掉毒刺，或者用电话卡之类的硬物刮掉毒刺。不要因疼痛忍不住用毛巾或沙子揉搓伤处，这样反而会更疼；也不要使用酒精，那样会加重伤情。

最后，现场处置过后，如果伤处不见改善，并且受伤者出现发热症状，则须紧急送往医院接受专业处置。

如果我们去海边玩，发现该片海域有大量海蜇出没，那就不要下海了。我们在海滩上发现死掉的海蜇，也尽量不要触摸，因为死海蜇仍然有可能造成蜇伤。

还有其他一些海洋生物也有毒刺，并以此作为工具来对抗其他捕食动物的攻击，如果踩到它们也有可能受伤。海胆和鲈鱼有尖锐的刺可刺入脚底，伤口很容易感染，解决办法就是把受伤部位泡到热水中；因为热水可以分解毒素，水温以人能忍受的温度为标准，随时添加热水，浸泡至少30分钟，但要注意别把患者烫伤。要想彻底解除危险，还得将伤者迅速送往医院，由医生拔刺，进行消毒处理。

22. 车祸现场受伤严重，现场应该如何急救？

交通事故造成的伤害多是由于紧急刹车、两车相撞导致。驾驶员和乘客一般是在瞬间受伤，常见的损伤是软组织挫裂伤、骨折、脑外伤、各种内脏器官损伤等。如果您恰巧在现场，就可以化身急救志愿者出手救人了。

需要做的第一件事就是拨打急救电话120，这个不用教，都会。

救人首先要保证自身安全，去现场救人之前先要仔细观察，然后快速排除险情之后方可进入现场。记下车辆或伤员的位置，警方需要这方面的资料。同时，分别向急救中心和交管部门报警。

迅速对所有伤员的伤情做出判断。

对活动性大出血，应就地止血、包扎。有搏动性或喷射状出血者，是大动脉破裂，应立即用直接压迫止血法，随即结扎止血带。气道阻塞的，立即清理口腔内血液、分泌物等。

对昏迷的伤员，要重视保持气道畅通。

对怀疑脊柱脊髓损伤者，不要搬动。

对呼吸或心跳停止者，应立即进行心肺复苏。具体操作方法，我在前面章节已经介绍过了，在这里就不重复了。

　　做完这些以后，就是等待救护车到场了，这期间每5~10分钟检查并记录一次伤病者的呼吸、脉搏和反应程度。

23. 公交车上，因刹车摔倒怎么急救？

急刹车受伤很常见，此类受伤的急救方法很实用。

正常情况下，公交司机开车精力集中，市区里人多车速适中，乘车人员比较安全。不过，有时也难免遇到意外险情，迫使司机紧急刹车，此时车内乘客常因措手不及而受伤。

据报道，近半年来，北京法院审结50起乘坐公交车受伤案。乘客中老年人更易受伤，其中老年女性是最容易受伤的群体。急刹车是导致老年人受伤最主要的原因。另外，老年人受伤后致残率很高，达72%。

急刹车引起创伤不外乎这两种：

第一种是直接撞伤，主要是由于急刹车所产生的惯性作用使人体撞向前方某一物体而致伤，或直接摔倒受伤。如乘客撞向挡风玻璃时，易被破碎的玻璃划伤面、颈部。第二种就是由于急刹车导致的脊椎。颈椎的过度前屈、侧屈、后伸造成的脊柱脊髓损伤，易发生截瘫，出现肢体的感觉、运动障碍。

咱们可以通过具体伤势采取相应的急救措施。

乘客轻度撞伤时，多为胸部或上肢的软组织挫伤，受伤部位有肿胀和疼痛，若无其他症状，可等下车后再做处理。此类患者的伤部皮肤如无破损，伤后1~2天内可用冰袋冷敷，以减少血肿形成并减轻疼痛；两天后改为热敷，来活血、祛瘀、消肿。

皮肤擦伤，可用干净手绢暂时包扎，下车后再对伤口消毒、涂药，然后再包扎。

比较常见的骨折，如四肢骨折、肋骨骨折，采取相应的固定措施。

如果被破碎的玻璃划伤，应先将伤口中能见到的碎玻璃去除，然后予以止血、包扎。

撞伤头部可引起头皮裂伤、脑震荡、颅内损伤等。头皮裂伤应立即压迫止血、包扎。脑震荡可表现为短暂的意识丧失，清醒后不能回忆起当时受伤的情况，伴有头晕、头痛和呕吐等，生命体征正常。脑震荡不需要特殊治疗，休息一周就能痊愈，但为了防止遗漏其他伤情，也要去医院做检查。颅内损伤，表现为头痛、头晕、呕吐、意识障碍、心率不稳、血压改变等。如果同时出现颈椎损伤，千万不要搬动伤员。

别忘了，迅速拨打急救电话120。

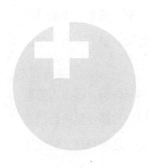

第五章

来自校园里
的急救

1.在校崴脚了，疼痛难忍就这样处理

在各类关节扭伤中，崴脚最为常见，是由于关节韧带被过度牵拉造成的。在校的学生正值青春期，喜欢上蹿下跳，攀高爬低，在体育课上进行一些运动，比如跳高、跳远、长跑等。这些活动均可引起踝关节扭伤。

崴脚也称踝关节扭伤，是在外力作用下，踝关节骤然向一侧活动，而超过其正常活动度时，就会引起关节周围软组织，如关节囊、韧带、肌腱等发生的撕裂伤。轻者会出现部分韧带纤维撕裂，症状为疼痛、压痛、青紫、肿胀等。严重的可使韧带完全断裂，或韧带及关节附着处的骨质撕脱，甚至发生关节脱位。踝关节结构复杂，又缺少肌肉的保护，所以容易受伤。当然，除了运动不当外，很多女性喜欢穿高跟鞋，崴脚的概率也是很高的。虽然高跟鞋可以改变女性腿部比例，使得腿部更加修长，增加女性魅力，但也增加了崴脚的风险。

崴脚有足外翻的原因，但大部分是足内翻导致的。因为人的重心是两脚中间，本身的重量会使双足外翻，所以大部分肌肉会尽量使足内翻，这种肌肉强度的优势造成内翻崴脚。足内翻时，引起外

侧韧带部位疼痛加剧。内侧韧带损伤时，表现为内侧韧带部位疼痛、肿胀、压痛。足外翻时，引起内侧韧带部位疼痛，有撕脱骨折感。如早期治疗不当，韧带过度松弛，可造成踝关节不稳，易引起反复扭伤，甚至关节软骨损伤，发生创伤性关节炎，严重者则会影响行走功能。

那么当学生在学校里不小心崴脚了，怎么处理呢？

如果学生在学校里崴脚了，无论什么原因导致的，在受伤后都应该马上停止活动，把伤肢抬高。可以就近找一把椅子，把受伤的脚放在椅子上，下边再垫上书包等较为柔软的物品，这样做有利于静脉回流，减轻肿胀，然后就是冷敷。

接下去是加压包扎。加压自然是给一定压力，否则包扎不紧起不到作用。这里教大家用一个常见的"8"字形加压包扎法。具体方法是：一圈向上、一圈向下包扎，每周在正面和前一周相交，像数字"8"字样，并压盖前一周的1/2。或者是用数条宽胶布从足底向踝关节外侧及足背部依次粘贴，每块胶布压住前一块胶布的2/3，固定踝关节。这样处理可以避免对受伤的副韧带或肌肉的牵拉，减轻或避免加重损伤。

如果有学生受伤，怀疑已经骨折，可选用两块长约30cm的木板或硬纸板分别置于受伤部位的内外两侧，并在受伤部位加放棉垫、毛巾或衣物等避免硌伤，再用绷带或三角巾等物把两块木板固定结扎。开放性骨折应加压包扎止血，然后再将骨折处固定。最后把伤员送往医院进一步诊断救治。

学生踝关节扭伤虽说常见，但是也不是不能避免。你可以在运动时选择合适的运动场所，进行高危运动时佩戴合适的护具，熟练掌握所进行活动的技术动作，这样就可以有效减少踝关节扭伤的发生率。

　　总结一下，在校园里崴脚了可以通过三步来进行处理：停止活动、冷敷、加压包扎。你记住了吗？

2.受伤后该热敷和冷敷，这可别搞错了

踝关节扭伤后有两件蠢事千万不要去做：切忌推拿按摩受伤部位，切忌立即热敷。前面我也提到过在崴脚之后抬高腿，然后对受伤部位冷敷。冷敷和热敷都怎么操作？二者有什么区别？都管什么用呢？下面我就来解答这些问题。

冷敷是家庭中经常用到的治疗方法。它首先可以有效消肿，原因在于：局部温度降低，使毛细血管收缩，减少液体外渗，减轻局部充血，肿胀程度自然减轻；冷敷可以缓解疼痛，降低了神经末梢的敏感性，痛感就降低了；还可以控制局部出血，使血管挛缩，血流速度减慢，有助于血液凝固。此外，冷敷可使高热病人降温，这一点就不用多说了。

冷敷的方法很简单，有现成冰袋最好，没有也不碍事，我们也可自制冰袋消肿止痛。可以从冰箱里拿一些冰块、冰棍、冻鱼、冻肉，放在塑料袋里面封闭好，冰块使用前先用水冲去冰的棱角，将冰装入冰袋或塑料袋一半的量就可以了。然后隔层毛巾，给需要冷敷的部位，如额头、腋下、大腿根等处，以及像学生崴脚这样的受伤部位冷敷。两三小时冷敷一次，一次20分钟。要注意避免冻伤。

如果受伤的是手或脚，也可以直接把受伤的手或脚泡在冷水里，每次不要超过15分钟。

冷敷时要注意观察局部皮肤的颜色，如果出现发紫、麻木、面色苍白时要立即停用。冷敷时间不宜过长，以免影响血液循环。一般冷敷不在肢体末端进行，以免引起循环障碍。冷敷用具还要严格消毒，避免引起交叉感染。

热敷须在受伤24~48小时后开始进行。热敷除了保暖，也可促进血液循环，使毛细血管扩张，使得已经渗出的组织液等被重新吸收，从而减轻肿胀。热敷还可使肌肉松弛，从而达到解除疼痛、消除疲劳的作用，有助于促进炎症消散，有益于组织的修复和身体的恢复。

一般在学校做干热敷非常方便且易行，可以用热水袋灌入50~60℃的热水，灌到1/2或2/3就可以了。检查无漏水后，装入布套中或用毛巾包裹放在患者需要热敷的部位。热敷时间一般不要超过20分钟，每日3~4次。如果学生一时找不到热水袋，也可用玻璃空瓶或塑料瓶代替。

热敷要注意防止烫伤，发红起疱时，应立即停止。对过小的孩子进行热敷时，温度要控制在50℃以下，并应多包几层毛巾。

一冷一热，截然相反，目的却是完全一致的，都是为了减轻肿胀和疼痛。冷敷与热敷的关键在于掌握好时机，否则会适得其反。

另外，冷敷还可用于发热、中暑的患者，目的是降低体温。

3.哎哟喂，肘关节骨折或脱臼了

肘关节也是锻炼过程中容易受伤的部位。肘关节损伤，包括骨折、脱位、软组织损伤。

我的一位患者，多年前骑马时从马上摔下来，肘部受了伤。由于当时的医疗条件较差，导致他肘关节的屈伸功能终生受到影响。

现在他鼓掌时右手心朝上，左手拍右手；再有，一般人握手都是肘关节活动，而他和人握手不是肘关节动，而是肩关节在动。

关节脱位就是脱臼，是构成关节的上下两个骨端偏离了正常的位置，发生错位。关节脱位后，韧带、关节软骨、关节和肌肉等软组织也有损伤，造成肿胀、血肿。关节脱位最常发生于肩关节、肘关节、指关节等处，另外10％的关节脱位患者伴有骨折的症状。

关节脱位的症状首先出现的是剧烈疼痛并伴有肿胀，关节活动受限，严重时可直接看到关节畸形，剧烈的疼痛甚至可引起晕厥。

导致关节脱位的原因有很多，像用力过大，牵拉动作过猛，关节过屈、过伸等。强拉硬拽特别容易发生脱位。当遭受猛烈撞击或者是摔倒，如果用力过大，关节极度过伸、扭转或遭受侧方挤压等外力作用时，极易导致手指、脚趾或膝关节脱位。然后就是病理性的了，免疫力下降、缺钙、韧带拉力不足的人，常会关节脱位。

关节复位需要一定的医学知识和经验的积累，建议不要自己处理，要迅速就医。有些人看到关节肿胀，就自己涂抹些药酒消肿，以为这样处置以后就可以了，可关节脱位的问题依然没有得到解决。经医生处理过后，可采取固定措施固定关节，使关节周围软组织及时修复，避免因再次过度屈伸加重损伤，也可防止出现习惯性脱位。

肘关节骨折或脱位患者在去医院救治前就要先固定受伤部位，需要用上悬臂带。我教大家两种方法。

一个是"大悬臂带"的制作方法：将三角巾一底角放于健侧肩部，也就是没受伤、好的那一侧的肩部，三角巾底边与身体长轴平行；顶角朝向伤侧肘部，肘关节屈曲，角度略小于90°，呈80°~85°，就是手部要高于肘部，前臂放在三角巾中部，另一底角向上反折，覆盖前臂，通过伤侧肩部；两底角在对侧锁骨上窝打结，前臂则悬吊于胸前。将三角巾顶角旋转后，塞入悬臂带内。此法可用于肘关节损伤，但是肱骨骨折禁用。

另一个是"三角悬臂带"：叮嘱伤员伤侧五指并拢，中指放在对侧锁骨上窝。两手分别持三角巾的顶角与一侧底角，顶角盖住伤侧肘部；底角拉向对侧肩部，盖住手部。此时，三角巾已覆盖整个手部和前臂。然后，将前臂下方的三角巾折入前臂后面，再将顶角连同底边一起旋转数周，两侧底角在对侧肩部相遇打结。还可根据情况使用制动带。此法可用于锁骨、肘关节、前臂及手部等部位损伤的包扎、固定、悬吊。

4.踩踏伤害为什么会这样可怕呢?

学校是人员密集场所,校内学生的安全意识不强,因此需要高度重视防止踩踏事件的发生。目前,许多学校教给学生防止踩踏的知识,甚至组织安全演习。

拥挤踩踏事故造成伤害的直接原因,在于拥挤的人群重力或推力叠加。即使是人的一只脚踩上去,脚的力度最起码也有二三十kg。如果有十来个人推挤或压倒在一个人身上,其产生的压力可能达到1000kg以上。人的胸腔被挤压到难以或无法扩张,就会发生挤压性窒息。有死亡案例显示,受害者并非倒地,而是在站立的姿势中被挤压致死。退一步说,即使是被人踩上一脚,胸腔、肋骨、腹部、四肢甚至脑部也极有可能受重伤。所以在踩踏事件中,一旦有人摔倒就会被惊慌的人们踩踏过去,而且踩踏过去的人根本不知道踩踏到你的什么部位,要命不要命呢。

校园内发生拥挤踩踏事故是有原因的:最容易发生在什么时间段呢?一是放学,一是就餐,因为这两个时间段人员相对集中,且心情急迫,容易发生踩踏。此外,集体观看演出或参加锻炼时,也容易发生踩踏事故。最容易发生在什么地点呢?教学楼中,下课时间的楼梯拐弯处是易发生事故的地点，此处人员相对集中，易形成拥挤。

再有，学生的心理因素也不能忽视。学生好奇心强，且不易控制自己的情绪，遇事容易紧张慌乱；还有学生搞恶作剧，在混乱的情况下大声喊叫，推搡拥挤，以发泄情绪、恶意取乐，可导致出现拥挤、喊叫、制造紧张空气等现象，易引起恐慌导致意外发生。

如何预防拥挤踩踏，以及发生事故后的防范措施到底是什么呢？当拥挤的人群向着自己行进方向涌过来的时候，不要逆着人流前进，也不要因为慌乱而奔跑，那样非常容易被踩踏而受伤。此时应该避让在一边，等人流过去后再前行。陷入拥挤的人群之中，一定要先稳住双脚，可以采用体位前倾或者低重心的姿势。如有可能，抓住一样坚固牢靠的东西，待人群过去后，迅速而镇静地离开现场。除了自救还要帮助别人，发现自己前面有人突然摔倒时，要马上停下脚步，同时大声呼喊，告知后面的人不要向前靠近。

踩踏造成的伤害，一般是挤压磕碰造成的流血、骨折、颅脑损伤等，这部分急救内容前面已经介绍过了。发生踩踏事件先要脱离危险环境，然后止血包扎固定，紧急送往医院。

5.孩子坠伤，最关键时刻做出最关键的急救

高空坠落这事发生得可不算少。在校园里，因为拥挤推搡从高空摔下来；在家里，如果孩子太小不懂事，家中没有大人看护时从阳台上跌落，也常有发生。遭遇这样的意外情况，该如何进行及时有效的急救呢？

孩子从高处跌落下来以后，根据跌落的高度，着地部位和姿态不同，受到的伤害也是有轻有重。轻的呢，就是皮肉之苦，重的会有多个系统或多种器官受到损伤，严重者可能当场死亡。

遇到这样的情况，现场急救员首先要判断孩子是否受伤，以及受伤严重程度，根据小伤员如下的表现进行判断：

如果四肢等部位有疼痛、压痛，检查可见局部明显肿胀，有瘀斑、畸形，活动疼痛加重，孩子哭闹不止，有可能骨折。

如果儿童腹部着地，腹部持续性剧烈疼痛，不能按压，有面色苍白、出冷汗、呕吐等症状，严重时腹胀并出现吐血、便血、尿血、休克等，极有可能是肝、脾破裂或肾挫伤。

如果儿童跌落后有短暂意识丧失，清醒后记不清当时的情况，并伴有头痛、头晕、恶心，但生命体征正常，应考虑颅脑损伤。

如果儿童足或臀部先着地，跌落后神志不清30分钟以上，清醒后又反复出现昏迷，伴有呕吐、说不出话或语言不清、口眼歪斜，甚则四肢抽搐或瘫痪的症状，瞳孔两侧大小不等，则应考虑伤者有颅内损伤的可能。

一旦发生这样的伤害，须立即采取急救措施。具体方法如下：

让受伤学生或者儿童平躺，去除孩子身上的用具和口袋中的硬物，解松颈、胸部纽扣，让孩子保持呼吸道通畅。

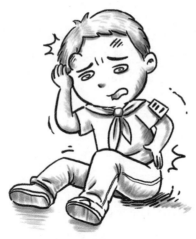

学生坠伤，正确判断比急救更重要

颌面部受伤，首先要保持呼吸道通畅，应清除组织碎片、血凝块和口腔分泌物。

如果头部摔伤，出现鼻出血、耳出血时，应考虑发生了颅底骨折，不要填塞止血，让孩子伤侧朝下，让血液流出，防止血液逆流。

如果学生周围血管损伤，须在出血部位覆盖敷料，用手掌或手指直接压迫出血部位。

如果发生骨折或怀疑骨折，应先把骨折部位固定，以减少疼痛，防止伤害加深。对于开放性骨折，不要把突出伤口外的断骨端塞回伤口内，先止血，再包扎，最后固定。

针对伤势严重者，应立即拨打急救电话120，就近送往医院处理。

6.眼睛内进入异物，记得用清水冲洗

空气中的灰尘、小虫、睫毛粘在眼球或留在眼皮内，这些情况不算什么大事，只不过让你的眼睛不舒服罢了。如果有其他异物进入眼睛内，可就需要慎重对待了，至少要学会急救处理的办法。比如，酸、碱、家用清洁剂等有害液体侵入眼内会造成烧伤。

异物进入眼睛，除了受伤时的机械性损伤外，存留的异物也会危害眼球，引起不同程度的眼内异物感、疼痛，及反射性流泪，轻者怕光、流泪、无法睁眼、红肿，严重者会造成眼睛损伤，使视功能受损，甚至完全丧失视力。

一般灰尘、沙子等异物进入眼睛，可以闭眼睛休息片刻，等到眼泪大量分泌，再慢慢睁开眼睛眨几下。多数情况下，大量的泪水会将眼内异物自动地"冲洗"出来。如果这样做不起作用，就这样处理：让患者不要揉眼睛，如果小孩子控制不住自己，先将他的双手控制住，以免揉擦眼睛，朝向光亮的方向坐下来，用你的手指把他的眼睑轻轻分开，检查眼球的每个部分。看到沙粒等异物后，可以用冲水的方法去除。让患者侧头，使患者有异物的眼睛在下，好眼在上，用自来水或生理盐水冲洗患眼眼内角。肩膀上可以搭一条

毛巾，让水流在毛巾上。如果异物还不出来，可以在装满清水的脸盆中眨眼睛。要是眼内异物比较顽固，就用清水蘸湿棉签或把纱布一角弄湿，拭出沙粒。小虫进入眼睛也可以使用这种办法处理。

碎玻璃片、木刺、金属异物进入眼睛，自己在家就处理不了了。千万不要让患者揉眼睛，也不要试图用其他办法取出异物。用毛巾覆盖患者的双眼，尽量使他的情绪平复下来，而且叮嘱他不要转动眼球，然后立刻将患者送至医院交由眼科医生处理。如果热水或热油进入眼睛，需马上撑开眼皮，用清水冲洗5分钟来降温；发现眼睛红肿或有出血的情况发生，马上去医院眼科就诊。无论何种原因导致的视力突然减退，都应及时去医院检查、治疗。

异物取出后，可适当滴入一些眼药水或涂眼药膏，预防感染。

强调一下，无论多么细小的异物都会划伤眼角膜并导致感染。如果异物进入眼部较深的位置，那务必立即就医。自行处理不当，完全有可能导致更加严重的后果。谨记！

7.眼球破裂伤，去医院之前一定要这样处理

    学生活泼好动，下课了打打闹闹是难免的事，于是意外就这样发生了。在昆明一所学校，下午课间时，两个同学玩闹，一把三角尺扔出去，一下子戳进旁边一位同学的右眼。这位同学顿时眼睛血流不止，什么也看不见了，被紧急送到医院。医生判断该同学右眼球破裂。经过眼科医院医生的连夜手术，受伤同学的右眼视力逐渐恢复到0.4。

    眼睛组织结构精细娇嫩，又直接暴露在身体外面，很容易受到外伤。眼球破裂，会影响透明的屈光介质、感光的视网膜等，可能发生严重的视力减退，同时伴有眼内出血，加重影响视力。多种原因可导致眼球破裂，如物体撞击造成的伤害、尖锐物体刺伤、鞭炮炸伤或高速射出的异物碎屑穿破眼球壁，等等。

    那么发生眼球破裂伤如何急救呢？我们总不能像《三国演义》中描述的夏侯惇一样吧！夏侯惇被敌人一箭射中左眼，用手拔箭时将眼珠带了出来，场面血腥。一般眼球受伤，最好的急救办法就是立即去医院救治。当然，去医院之前要进行及时妥善的处理。

    眼球破裂伤算是严重受伤，应尽快到医院进行检查，排除眼内

出血、晶体脱位等不良情况。发生眼球破裂伤意外也是没什么办法的事情，但是在送往医院之前要立即进行急救处理，争取将伤害降到最小。下面我给大家介绍一些方法。

当锐利器物直接刺破眼球时，伤员应立即躺下，不可翻转伤者上眼睑，以免因挤压使眼内容物大量流出。千万不要用手揉眼睛，不要用水冲洗。局部可用清洁的眼垫包封，动作要小心，切不可用力。

如果已经有眼内容物从伤口脱出，注意千万不要在现场将脱出的组织送回。脱出的色素膜已被外界污染，再送回眼内很容易造成眼内感染，引起化脓性眼内炎或全眼球炎而失明。

伤者在出现眼球穿通伤以后也不能过度低头。过度低头可能会使眼球往外凸出，导致难以愈合。另外，插入眼球里的异物原则上不应将其强行拉出。

在受伤眼上加盖清洁的敷料，制作一个垫圈放在受伤部位，再用一个大小适当的小碗扣在垫圈上，最后用三角巾折叠成条带状，或用绷带包扎即可。严禁加压包扎，以防压迫受伤的眼球。包扎的目的仅是限制眼部活动和摩擦加重损伤，减少光线对伤眼的刺激。即使一只眼睛受伤，也最好包扎双眼，以免健康的眼珠转动带动受伤眼珠转动而使伤情加重。我再次强调一下，插入眼球里的异物原则上不应拔出，眼球破裂有黑色的虹膜或胶胨状的玻璃体等眼内物脱出时，绝不可将其还纳眼内，以免造成感染。

千万要注意，不要用水冲洗伤眼或涂抹任何药物。在眼球的眼前、后房内充满一种透明清澈的液体叫房水，它是由睫状突产生的，含有较高浓度的葡萄糖和抗坏血酸，供应角膜和晶体以必要营养，对维持角膜和晶体的正常生理功能，保持透明性，起着很重要的作用。角膜穿通伤会导致房水流出，不过不必担心，手术后房水可以自动生成。

如果是年龄很小的孩子眼睛受伤，要劝慰他平复情绪，不要哭闹，并迅速将伤员送往医院进一步抢救，途中尽量减少颠簸以避免眼内容物的脱出。运送途中，如果眼睛有活动性出血，应抬高病人头部使其位置高于心脏。

8. 流鼻血的时候，仰起头能够止血吗？

　　我上小学的时候，班里有个同学动不动就流鼻血，而且止不住，老师总让该同学仰起头，说这样鼻血就会止住。其实，鼻子之所以容易出血，和它的解剖结构有关。双侧鼻中隔前部的毛细血管区的黏膜血管丰富且表浅，被称为易出血区。而孩子的鼻黏膜又很娇嫩，当鼻腔黏膜干燥、鼻腔有炎症或受到刺激时，就更容易出血了。不过不用担心，孩子成长过程中鼻黏膜慢慢增厚，出鼻血的情况便随之减少。

　　如果发生鼻出血该怎么解决？有人说，处理鼻出血，就是四个字：仰头举手。具体操作是先用棉花或纸塞住鼻孔，举起流鼻血鼻孔的对侧手，比如左侧鼻孔流血，就要举起右胳膊。这个小妙招亲测有效！

　　鼻子出血，仰头举手止血有没有科学道理？答案自然是否定的。仰头既不能增加血小板的数量和活性，又不能收缩、封闭血管来控制血流。不过有人为它寻找理论依据：举对侧手是不是能够引起神经兴奋从而收缩血管呢？实际上，鼻腔的黏膜血管收缩受交感神经控制，属于内脏神经系统，不受意志所左右；上肢的动作受臂从神经控制，属脊神经，受人的意志所影响，单纯对运动神经的刺激不能影响交感神经。

另外，患者鼻出血之后千万不能仰头，仰头时表面上看鼻腔是不出血了，但是血往里面流，通过后鼻孔进入食道，容易刺激胃肠而引起恶心呕吐等不适，一旦出血量大时，还可能会造成误吸。如果血液误入气道，甚至有可能造成窒息。

鼻出血也不能随便找卫生纸或棉花堵鼻孔，干棉花或者用纸巾填塞进鼻腔内达不到很好的止血效果，而且没经过严格消毒的纸巾，容易引发感染。同时，干棉花或者纸巾团容易粘在鼻黏膜上，取出时会撕裂刚止住血的伤口，引起再次出血。

同样，其他一些"民间妙招"如流鼻血时拍手背，脸部朝上，用手掌背部在腋窝处用力击打数下，再用湿毛巾覆盖额头，也都没有科学道理。

如果有人发生鼻出血，要让患者低头、张口呼吸，用拇指和食指捏住双侧鼻翼，向后上方压迫，一般几分钟后就可以止血了。低头和张口呼吸，可以避免将血咽入肚子里，刺激到胃肠道而引起恶心呕吐等不适。鼻出血部位多在靠近前鼻孔的位置，即对应我们鼻翼的地方。因此，最简捷方便的止血方法是压迫鼻翼法。如明确哪个鼻孔出血，也可以直接压迫出血的那个鼻孔的鼻翼。

如果患者鼻孔出血不多，可以用冰袋或湿毛巾冷敷在病人前额及颈部，或用冷水及冰水漱口，以使鼻腔内的微血管收缩，减少出血。

9.骑车摔倒擦伤了，如何处理?

现在随处可见的共享单车，为人们的出行带来了极大方便，特别是像北京这样交通拥堵的大城市。共享单车环保、便宜，走累了随时找一辆代步，很受年轻人欢迎。不少学生每天骑着共享单车上下学，为父母减少了负担。

当然，共享单车在带来方便的同时，也带来了不少的隐患。很多学生由于受到身高、体重、技术的影响，骑车的时候很容易受伤。虽然伤势大都不严重，也就是擦伤，但小问题得不到妥善处理就会变成大问题，所以还是要及时处理。我教一教大家，在骑车的过程中受伤后如何进行处理。

首先，压迫伤口止血，用干净的布或者手帕多叠几层，使点劲儿压住出血的伤口，注意不要过于用力，保持5~10分钟。

然后，用生理盐水，或者冷开水冲洗，再用药物消毒。如果伤口上粘有泥土、沙粒、玻璃碴等固体污物，可用棉签或纱布蘸上生理盐水清除，也可以用双氧水直接消毒伤口。在消毒伤口时会有沙子等脏东西随着泡沫一起浮出伤口，这个过程中可能会出现疼痛。一般的小伤口，贴上创可贴就可以了。如果创可贴不管用，伤口涂上预防化脓的药物，把纱布多叠几层敷在伤口上，再缠上绷带固定纱布。如果是关节擦伤，使用绷带或干净布条，在关节弯曲的上下两方呈"8"字形来回缠绕，可起到保护作用，也能吸收伤口渗液，预防再度感染。皮下出现肿胀、青紫伤后24小时内冷敷，可减少皮下出血，24小时后进行热敷，加快出血的吸收。

骑车受伤常常是头部先着地。脸上和眼睛周围的皮肤比较细嫩，往往会留下瘢痕。如果你担心自己的脸，简单处理后，就可去医院接受进一步治疗。如果摔倒在比较肮脏的环境中，细菌会侵入皮肤，此时要特别提防伤口的化脓，最好去医院就诊，必要时注射破伤风抗毒血清。如果玻璃碎片等小东西深入伤口，用水或是生理盐水冲洗，依然拿不出来的话，千万不要强行拿出或者揉搓伤口，去医院由医生处置最妥当。

需要注意的是，如果伤口较深、创面较大，应及时就医。过后如出现伤口变红、疼痛肿胀、分泌物增多的现象，应该按照医生叮嘱进行处理，千万不要自作主张来处理。

包扎的纱布或是创可贴脏了需要更换，每天睡觉前要给伤口进行消毒。

骑车摔倒很容易碰伤膝盖。如果伤情很严重，应自我检查一下是否腿骨骨折、膝关节脱位。膝外伤常会引起内韧带（前后十字韧带）、外韧带（中央和两侧）扭伤和半月板损伤，症状为疼痛、受伤部位分泌物增多、关节不稳定和交锁。出现这样的情况，需要去医院进一步检查、治疗。如果与人相撞，撞击力比较大的情况下，不管有无疼痛，都应去医院检查一下为妥。

除去擦伤，也有可能出现软组织损伤、骨折、脱臼、颅脑损伤等，这些症状我们放到其他章节去讲。

10. 切记！刀具插进体腔是不能拔出来的

刀具扎伤是一种较严重的外伤性急症，患者会因大量失血、疼痛、恐惧，及重要器官、大血管损伤而危及生命。记住，刀具插进体腔是不能拔出来的。

为啥说不行呢？当刀具刺入身体时，或者其他异物，如剑、建筑工地上的钢筋等，插进身体里不拔出的时候，由于压力的原因异物与肌肉严密结合，暂时在血管中形成血栓。尤其是内脏伤，可以抑制进一步出血，获得宝贵的抢救机会。

咱们一听说血栓，就会觉得是个特别不好的东西，因为我们经常说的脑血栓会给人们带来无尽的痛苦。不过血栓可不完全是个坏东西哦！

出血后你知道伤口是怎么愈合的吗？人体是个奇妙的组织。当血管受损后，就会自行收缩使血管变狭窄，减少出血量。在受伤的地方，血小板积聚在一起，和血凝蛋白形成了血凝块，其他细胞就被吸附到受伤的地方帮助修复。血凝块中形成了纤维组织血栓，阻塞了伤口处血液外流，使伤口处血液慢慢结痂，封闭和保护伤口直至完全愈合。当伤口愈合时，结痂就自然脱落。懂得了这个就明白为什么刺入体内的器物不能拔出来了。其实，插在体内的刀具就像是堵住流血的血栓。

当然，刀具插进体腔不能拔出来还有两个理由。一是，拔刀具的时候压力瞬间消失，血会喷射出来造成失血过多；二是，拔刀具的过程中也会加重脏器的损伤。刀具留在体内能起到压迫血管断端的作用，减少出血，提高抢救成功率。如果是刺入空腔消化器官，如胃或大小肠，不拔出刀具还可以防止内容物流出引起急性腹膜炎。

那该如何处置呢？一旦刀具等异物插入体内，不要让伤员活动，不要拔出刀具，也不要让刀具更深入，尽量采取措施固定，使

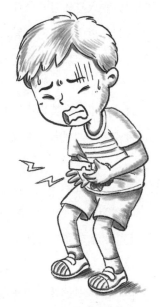

刀具不小心插进体腔不可直接拔出

刀具等异物相对稳定。这样做是为了避免异物乱动，防止伤口扩大。可以在异物两侧各放一卷绷带，如果没有的话，可以将毛巾等物品卷紧紧夹住刀具，再将绷带呈"8"字形包扎，也可以将三角巾折叠成的条带，中间剪一大小适当的豁口套住刀具等异物，再做加压包扎。

如果刺入身体的刀具已经被拔出，就需要紧急处理，立即压迫出血部位、加压包扎，必要时结扎止血带。

处理好之后，应立即前往医院进行抢救。如果当时情况紧急，立即拨打急救电话120。如果刀具是生锈的，那被感染的概率会增加，要准备好抗生素等。

11. 高空坠物，砸伤的防范措施和方法

从5楼抛下一枚鸡蛋，能达到约4.42kg冲力，能把人头顶砸个肿包；这枚鸡蛋要是从10楼砸下，能达到约6.25kg冲力，砸你个头破血流并也不新鲜；若是将鸡蛋从20楼砸下，冲力能达到约8.84kg，人的头骨都能砸破；如果鸡蛋从30楼抛下，冲击力足以致人死亡。当然，我在这里只是举个例子，大家绝对不要去拿鸡蛋做试验。切记！

这就是高空抛物的威力和危害。据介绍，高空坠物已成为城市中仅次于交通肇事的伤人行为。

2021年1月1日《民法典》正式施行，针对高空抛坠物这一侵权行为，在《民法典》第1254条做了具体规定：从建筑物中抛掷物品或者从建筑物上坠落的物品造成他人损害的，由侵权人依法承担侵权责任。

说到高空坠物，由于事发突然，受害人来不及反应，可能会造成巨大伤害，严重情况下，现场急救已无济于事。当然我们不能因此忽视在救护车到来前的急救措施，放弃为伤员争取时间的机会。高空坠物的急救办法你得知道。

遇见高空坠物砸伤的情形，在救护车赶来之前，首先应判断伤者受伤部位，观察其生命体征，看是否清醒，能否自主活动。

若高空坠物导致伤者不能动，就不可乱抬，更不能乱背，因为乱抬或乱背会造成伤者脊柱脊髓损伤，严重的可致外伤性截瘫；要及时拨打急救电话120；能站起来或移动身体的情况下，可以用担架或车辆送往医院急救。另外，需要对伤者进行检查，看伤者是否出现骨折。如果伤者是肋骨骨折，应该用三角巾、绷带或衣服固定胸部；如果伤者是四肢骨折，应找两块硬纸板固定骨折部位，并用布带绑住，但不能太紧；如果伤者脊柱受伤，应该用颈托、头部固定器固定颈部后，再用铲式担架将患者抬上救护车。如果现场可能导致发生二次危险或多次危险事故，应及时让伤者脱离危险环境。

若有人不幸被掉落的东西砸中头部，现场要这样救治：

如果被高空坠物切伤或者戳伤，甚至有异物插入头部，千万不能当场拔出异物，防止伤口大量出血无法止住或者造成二次创伤。应该采取的措施是先用厚敷料在伤口外异物的周围加以固定，然后再进行包扎救治。插入头皮但未造成损伤时，可用消毒纱布或干净的布块覆盖伤口，并用手掌直接于患部压迫止血。如果伤口处泥沙、脏东西较多，应速到医院处理。

如果有伤者头皮撕脱的情况，应该将脱落的头皮与伤者一起送往医院，进行手术修复。

如果患者出现意识障碍、恶心、呕吐，应考虑是不是脑震荡，一般轻度脑震荡，三天到一周时间这些症状就会消失，严重的脑震荡需要进一步就医治疗。

如果遇到昏迷不醒的脑外伤者，千万不能频繁摇晃伤者的头部来试图叫醒伤者，要把伤者摆放成平卧姿势，帮其清理口腔中的异物，以保持气道顺畅。

如果伤者头部有血肿，要迅速以冰袋冷敷，防止血肿扩大。

如果伤者为开放性颅脑外伤并伴有脑组织向外膨出，切忌在现场还纳膨出的脑组织。应当先用消毒无菌或清洁的敷料轻轻覆盖在膨出的组织上，再用清洁的布带子做个大小适宜的垫圈，再进行包扎，避免压迫脑组织。同样，如果患者眼睑出血，或出现鼻出血、外耳道出血，则应考虑是不是颅底骨折，切忌用棉花、纱布等填塞止血，只需擦去血液，保持口腔卫生，及时拨打急救电话120，送伤者到医院进一步诊治处理。

遇到严重的头部外伤者，如发生心跳、呼吸骤停的情况，应当立即进行胸外心脏按压和人工呼吸，尽快使用AED来进行抢救。同时立即呼叫120急救中心，将伤者及时送至医院，进行下一步的治疗。

12.肢体断离急救，懂得原理就清楚怎么做了

断肢包括手臂、手、手指、腿、脚、脚趾等部分的断离、缺损，听起来可怕，但在生活中也经常遇到。现代医学很发达，断肢再植不是难题，只要不超过一定时间，多数断肢都能接上。

不过断肢再植需要一定的条件，成功率受很多因素制约。断肢再植的条件主要就是时间和温度：

断肢后6~8小时，如果断肢污染不重，毁损也不是太严重，一般再植存活率依然较高。

低温下断肢的代谢率低，耗氧低，能够耐受更长时间的缺血缺氧。天气较凉快、较冷的时候，肢体存活时间、保存时间会更长一些。

如果断肢的创面比较整齐，肢体无明显挤压伤、无多处骨折，手术难度就会降低。断肢再植需要手术。如果患者的身体情况不好，不能承受长时间的手术，那我们不建议做再植手术。还有患者的经济状况，职业、生活要求和主观意愿，以及医生的技术、能力，医院的条件等也是影响是否建议做再植手术的因素。

再植手术还有两条禁忌：

再植要保持低温没错，但是温度太低了也不行，温度过低，血管会过度收缩，导致复温困难；断肢还不能冲洗、浸泡，否则会使组织细胞肿胀破裂，失去断肢再植条件。

手指被切断，最常见的错误处理方式有：把断指泡在酒精或固定液福尔马林中，结果引起严重的细胞变质；用碘酒涂擦伤口和清洁被切下来的指头；将手指泡在低浓度或高浓度的盐水中，造成组织细胞胀破或干瘪；给断指加热保湿，加速组织变性；用米醋、酱油或其他有色的消毒药液来清洗、涂抹伤口；用面粉、木屑、香灰等止血，等等。

明白了这些道理，你也就明白了断肢再植的急救准备方法。

先止血，用无菌或清洁的敷料压迫包扎伤口，然后处理断离的肢体。施工环境下有时候工人受伤，现场环境较差，导致受伤的断肢不干净，但是记住断肢再脏也不能冲洗，要保持断肢干燥，拿干净布或毛巾将断肢包起来，放在一个塑料袋里系好，再另找一个塑料袋，里面放上冰块。没有冰块的用冰棍，甚至冰箱里的冻鱼冻肉也行，再把装了断肢的塑料袋放进去。两层塑料袋的目的就是避免温度过低。

最后，在存有残肢的包裹上写明伤员姓名、受伤时间、上止血带的时间，交给急救人员。

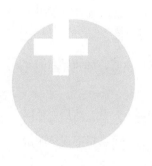

第六章

儿童急救，
有别于成人

1.儿童气道异物阻塞如何处理?

容易发生气道异物阻塞的人群大致分三类:

第一类人群是老年人。老年人牙齿脱落,吞咽功能退化。患心脑血管疾病、食道疾病和阿尔兹海默症的老人,咽喉部感觉退化,吞咽反射降低,容易出现气道被阻塞的现象。服用大量剂慢性疾病药物,也会造成吞咽反射迟钝。常有假牙脱落进入气道的情况。

第二类人群是5岁以下儿童。5岁以下儿童牙齿发育不全,咀嚼功能和吞咽功能较差。婴幼儿哭闹、受到惊吓,或突然摔倒时容易将口内含物误吸入气管,玩耍时易将小玩具,如弹球、图钉、橡皮头、塑料笔套等,或食物,如瓜子、花生米、豆类等吸入气道。

第三类人群是成年人。成年人处于特殊情况下,最容易让异物进入气道。如醉酒昏迷时将呕吐物吸入气道,或者嘴含一些小物品,抛食花生米的时候,都有可能让异物进入气道。

我在这里重点说一说儿童气道异物的处理方式。这和成人的处理方式是不一样的。

当婴儿气道异物阻塞时,施救者应立即高声呼救,然后一手固定婴儿头颈部,使其面部朝下、头低臀高;另一手掌根部连续叩击肩胛间区5次后，再将婴儿翻转成面部朝上、头低臀高位，检查婴儿口中有无异物，如未发现异物，立即用食指、中指连续冲击其两乳头中点正下方5次后，再将婴儿面部朝下，叩击背部……背部叩击法与胸部冲击法两种方法反复交替进行，直至异物排出。

上面的方法适用于1岁以内的孩子。如果患儿是1~8岁的儿童，可以采取上腹部冲击法。施救者在患儿身后，坐在椅子上或单腿跪地，一手2~3横指放在患儿脐上一横指，另一手2~3横指重叠其上，向后上方连续冲击，直至气道异物排出或意识丧失。

还有一种儿童拍背法，坐在椅子上，没有椅子就单腿跪地，把孩子腹部放在大腿上，头低臀高，连续用力拍击背部（两肩胛骨之间）5次，然后检查异物是否排出，如未排出，继续拍背，如此反复进行。这个方法的原理，一是利用重力的作用，二是利用振动的作用。

归纳一下，儿童气道异物阻塞急救的两种方式：一是腹部冲击法，二是拍背法。

海姆立克急救法是美国外科医生海姆立克先生于1974年发明的，老先生2016年才去世。在海姆立克急救法发明前的漫长年代里，民间使用的就是这种利用了重力和振动的方法——拍背法。

如果拍背法应用得当，可以救人一命；如果方法不当，不但救不了命，还会使情况更加严重，甚至加速死亡。拍背的时候如果不采取头低臀高的倒立姿势，而是以站立或坐立姿势拍背，也不弯腰，不但不能排出异物，反而使异物更加深入，这是极其危险的。正确的方法可以救人，错误的方法只能延误生命。切记！

2.吃果冻造成窒息，这种救命方法你一定要会！

　　意外伤害占0~14岁儿童死亡原因的第一位，而吸入异物又是造成儿童窒息死亡的主要原因，尤其0~4岁的孩子是高危人群。为什么孩子的气管这么容易进异物呢？这是因为婴幼儿咽喉道的保护作用不健全，咳嗽反射不灵活，容易将食物或含在口中的玩具误吸入喉、气管或支气管内。另外，小孩子在喝水和吃饭的同时，伴有哭、笑、说话、奔跑、跳跃等深吸气的动作，也很容易将食物吸入。常见的气管异物有瓜子、花生、蚕豆、小珠子、纽扣、塑料笔套、各种小零件，等等，可谓五花八门。

　　吃果冻造成异物卡喉的概率也很大。电视剧《长大》里就再现这样的例子。

　　果冻这种东西没什么营养，但是小孩子们就喜欢吃。由于年幼，食用不当，极容易造成果冻进入气道导致窒息，甚至死亡。这样的悲剧不只上面提到的电视剧里有，生活当中每年都有类似的事例发生，从网上查查就知道。

　　果冻进入气道很难排除，即使送到医院也很难弄。大家想想，果冻是软的，还很大一块，就算是用喉镜、气管镜或支气管镜去取也很难取出来，钩，钩不得；夹，夹不得。果冻还有一个特点，柔软容易变形。如果气管里进的是个扣子，那它就那么大，也不会变形，一般不会将器官堵死，孩子不会很快窒息身亡，但是果冻形状会变化，会把气道完全堵死。

在这里我教大家一个独门秘籍："口腔负压吸引法"。父母学会这种方法真的是太重要了！

首先，要让孩子头后仰，拉直气道，否则果冻不宜吸出来。然后，家长用嘴包住孩子的嘴，捏住孩子的鼻子，用力吸，让孩子的口腔内形成负压，通过负压吸引把果冻吸出来。当果冻被吸到口腔里面，把孩子的头偏向一侧，再用手指把果冻抠出来，但千万别越捅越深。果冻取出来以后，如果发现孩子没有呼吸，马上做嘴对嘴人工呼吸，就像心肺复苏采用的那种方式。

我曾在新浪微博中介绍过这种方法，后来有两位家长留言说，就是用了这个方法救了孩子的命！

3.小孩消化道内进异物，该怎样紧急处理？

　　小孩子的消化道进入的异物主要有鱼刺、禽类骨头、枣核、钱币、小玩具及零部件等，多由误吞引起。人体食管内有3个狭窄处，以异物卡在食管第一狭窄处，即食管入口处最常见。吞咽时食管附近疼痛，致吞咽困难。第二狭窄处是食管入口下7cm左右的位置，此处贴着胸主动脉，一旦异物刺破食管壁，就可能造成致命性大出血。这是最危险的地方。第三狭窄处是食管出口处，发生危险的情况虽然较少，但也存在。

　　当异物卡在咽喉部或者食管，可出现咽痛、吞咽困难症状，严重者可出现咳嗽、血痰、胸痛、呼吸困难等症状。尖锐异物或异物久滞于食管可引起食管炎、食管穿孔、纵隔炎、颈部皮下气肿、大血管破裂出血等严重并发症。

　　消化道异物并不一定要采用海姆立克急救法。气道异物阻塞是因为阻挡了机体和外界进行气体交换，如不排出异物，严重的人会很快因为窒息、缺氧而死亡，所以十分凶险。而食道异物不影响呼吸，没有那么危险。你用海姆立克急救法冲击上腹部，肺内压力骤然增高，造成人为咳嗽，可是食道并不连着肺，自然没有气流冲击，所以解决不了食道异物。

食道异物在孩子身上发生得最多。不过无论吞咽何种异物，只要卡在食道里就会疼痛，吞咽时疼痛会加剧。如果异物较大，会压迫前方的气管，就会出现咳嗽、喘鸣，甚至造成呼吸困难。所以即便食道异物没有生命危险，也需要紧急救治。

食道异物的急救措施：先要确定异物的种类，大小和形状。较小异物如钢珠、纽扣会落入胃中，不会引起严重后果，可以多吃一点粗纤维食物，如韭菜、芹菜、香蕉等，使异物早日从大便中排出。如异物不规则，如徽章、枣核等，或者异物较大，卡在食道里，这时不要让病人强行吞咽食物，以免加重食道损伤，应迅速去医院找消化科医生用胃镜取出。鱼刺、骨头等尖锐物品卡喉时，千万不要用民间方法处理，如吞咽大块饭团、馒头、喝醋等，以免弄巧成拙，增加风险。

异物卡在咽部或食道，应在24小时内取出，以减少并发症。

有一些异物进入食道就比较麻烦，如纽扣电池，当它卡在喉咙里，如果超过6个小时不取出，电池的正负极在黏膜上就会被相连，导致短路、发热，热量会进一步聚集，并在短短数小时内严重灼伤食道黏膜。吃饼干，误食袋子里的生石灰干燥剂之后，干燥剂遇水会产生强碱，会对胃黏膜造成很严重的损伤，严重者有可能诱发消化道穿孔。

如果纽扣电池已吞咽下去，最好立即去医院检查，做胸腹部X光片检查以明确纽扣电池位置、大小、形态、数量，以及电池周围组织损伤情况，并由专业医生取出。干燥剂也是需要立即去医院处理的，去之前要先让孩子饮用大量水进行稀释。

4.如何给孩子喂药？捏鼻子最不可取

有句话说，每个娃走的最长的路，就是家长的套路。

为了让孩子顺利服药，家长们真是绞尽脑汁。有把药瓶藏在饮料盒里的，藏在西瓜下边的，更多的家长是从好言相劝再到威逼利诱，最后没辙了，采取强制措施，捏着孩子的鼻子直接往嘴里灌。可是强行灌药会让孩子越来越害怕，越来越抗拒吃药。给孩子留下心理阴影，以后再喂药就困难了。如果在孩子说话或大哭时喂药，很大程度上还可能引起孩子呛咳，严重的可导致肺部感染，甚至还有窒息的风险。

归纳起来，给孩子喂药有好几个错误方式：

躺着服药。如果送药的水量不够，药容易粘在食道壁上，刺激食道，药效也受影响。

猛地一仰脖。特别是对于孩子来说，这种方式容易呛水，尤其是吃胶囊类的药物，孩子很容易噎到自己。所以吃药时动作要慢。胶囊这种比较轻，微微低头更容易吞咽。吃药片、药丸微微仰头就行。

大剂量喂药。家长忘记给宝宝按时喂药，又想把错过的那一次药补回来，就会让宝宝一次性服用2倍的药量，这样不经过医生的允许擅自改变药的剂量也是很危险的。

把药混进果汁或饭菜里。有些药物，比如说肠溶片，将其掰开、碾碎就破坏了药物的剂型设计，可能会让药效在短时间内大量释放，提前被吸收，既可能增加风险，也无法完全发挥药效。另外，果汁、牛奶虽然掩盖了药物的味道，但有些成分可能与药物产生反应，影响药效。特殊情况下甚至可能形成结晶，反而对孩子造成伤害。如果汁中的果酸会和药物发生反应；牛奶中的蛋白质等会在药物表层形成薄膜，干扰药效；牛奶、奶粉中含有的钙、无机盐等物质，会与药物反应产生难溶固体，且难溶固体无法吸收。

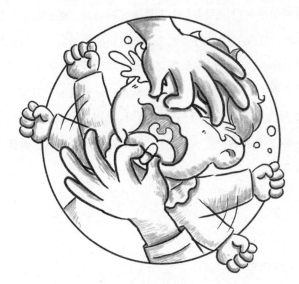

捏住鼻子给孩子喂药不可取

通过乳液喂孩子。对于一些特别小的孩子，有的孩子妈妈自己先吃药，认为乳汁中具有药物成分了，再喂给孩子。用这种方式估计是宫廷剧看多了。药物需要先进入血液循环，乳汁中才能有药，像益生菌、蒙脱石散这类药物，并不会进入血液。再说即便药物进入血液循环，不同药物进入乳汁的剂量也不同，无法保证孩子通过喝母乳方式摄入的药物剂量。

喝完糖浆马上喝水。这样会降低止咳糖浆在咽部黏膜表面上的浓度，影响药效；也会稀释胃液，减弱胃肠道对糖浆的吸收。

喂药说起来很麻烦，其实也很简单：使用喂药器就挺好的啊。喂药器有针筒式、奶嘴式和滴管式几种，具有方便喂食、不易滴漏、不易伤害宝宝口腔、用量可控的特点。

还有两个小窍门。舌尖是味蕾最敏感的部位。喂药时，尽量不要让药物停留在宝宝的舌尖上过久。可以用勺子或者压舌板轻轻压住孩子舌头中部，用汤勺将药液滴进孩子颊黏膜和牙龈交界处，让药物慢慢流进去。喂完药后，喝几口清水。研究证实，37℃左右的水温会使药物口感最苦。给孩子喂药时，最好不要用37℃的水送服。可在喂药前让孩子吮一口棒冰，降低味蕾的敏感度，这样再喂药就容易多了。

5.如果小孩误食毒物，有哪些紧急化解的方法？

　　活泼好动是儿童的天性，他们好奇心强，分辨能力差，缺乏安全意识和知识，很容易把异物、玩具等当成食物吞下。儿童误吞异物可能会造成严重的后果。前边我也讲了，儿童食道异物怎样处理。如果误食的物品是有毒的物品，那急救方法就是另一回事了。

　　硬币、玩具零部件、磁铁、电池、钥匙、大头针、钉子、小石子——儿童吃进食道的异物，都能开间杂货铺了。什么样的东西有毒呢？如药品、老鼠药、洗涤用品等都属于有毒物品。

　　家长发现孩子误食家庭常备药片和药剂，该怎么办呢？

　　首先，要看看孩子意识是否清楚。如果小孩意识清楚，那需要问清楚误食毒物的种类和剂量。

　　其次，赶快催吐。怎么催吐呢？先用干净手指刺激孩子的舌根部，引发呕吐，把胃容物连同药物、毒物一起吐出。

　　最后，口服洗胃。误食药品6小时内均应洗胃，越早越好。催吐之后，让孩子喝100~300mL的水，喝完以后用干净手指刺激他的舌根部，引发呕吐，让孩子把刚才喝的水连同药物、毒物一起吐出来。反复几次，直至呕出的液体清亮透明、无色无味为止。在洗胃过程中变换体位，并轻轻按摩胃部，以便把胃内各部位充分洗到。吐出来的东西要留一部分在玻璃瓶里，方便医生做毒物鉴定。处置完毕，立即送往医院。

如果孩子误食的是剧毒老鼠药，那该怎么办呢？

由于老鼠药的类型不同，对人体造成的影响也不同。老鼠药一般对消化道有很强的腐蚀性，严重的可以影响血液系统，造成机体出血，甚至死亡。所以误食老鼠药后，要紧急前往医院，一刻都不能耽误。造成出血的予以维生素K_1肌注并以保胃、保肝等对症治疗，同时密切观察病情变化。

如果小孩误喝了洁厕灵等洗涤用品，那该怎么办呢？

洗衣液等弱碱性或中性洗涤剂基本上没太大的毒性，孩子喝的不多，那一般没有什么影响，可以采用催吐和多饮水增加尿量的方式来解决问题。如果孩子喝的量比较多，而且孩子的症状比较严重，就要尽快去医院。

如果小孩误喝碘酒、来苏水怎么办？

如果小孩喝了这类有强烈刺激或腐蚀作用的药物，那应立即让孩子口服稠米汤或面糊等含淀粉的液体，减轻对胃黏膜的损伤。如果孩子喝的是洁厕灵等碱性很强的毒物，那应立即让孩子喝醋、柠檬汁、橘子汁等来弱化碱性。84消毒液是一种以次氯酸钠为主的高效消毒剂，味道很不好，一般不会被孩子误服。一旦发现孩子误喝了84消毒液，应立即让孩子喝下大量的牛奶，以最大程度地保护孩子的消化道。如果孩子的食道、胃部不适，应及时就诊。如果孩子喝了酸性很强的毒物，如浓盐酸消毒液，千万不要催吐，否则会给孩子的消化道带来二次伤害。应立即饮入牛奶、豆浆、蛋清、食用油，以保护胃黏膜。基本处理以后，应尽快送孩子去医院进一步救治。

奉劝家里有小孩子的各位家长一句，为了安全起见，千万不要把药品、清洁剂等非食用性的液体放在孩子容易拿到的地方，更不能放在食品容器里面，一定要放在孩子够不到的地方，最好集中锁起来，使用的时候再拿出来，以避免孩子误服。

6.夏天，汽车里成为最危险的地方！

夏季天气炎热，开车带孩子外出时，如果家长有急事离开，千万不要将孩子反锁车里，甚至忘记孩子的存在。孩子困在密闭的环境里极易因为高温发生意外。近年来已有许多类似的案例。

一个2岁半的女童被父母遗忘在车内，5小时后，女童双目紧闭，浑身僵硬，没有呼吸、心跳，血压也完全测不到了；孩子浑身通红，皮肤上还有被灼伤的水疱。还有一个3岁大的男童被遗忘在校车内死亡，临死前用头撞击车窗……

为什么夏季被锁在汽车里面的小孩子容易发生意外呢？其实，杀人凶手就是"热射病"。这是因高温引起的人体体温调节功能失调，体内热量过度积蓄，从而引发神经器官受损的疾病。热射病属于中暑的一种类型。中暑分为热衰竭、热痉挛和热射病。其中，热射病是中暑症状中最严重的一种。热射病的发病机制主要是体温调节机制突然遭到破坏以致散热受阻而表现为中枢神经系统抑制、少汗、体温超过41℃，以及严重的生理和生化异常，临床上的表现为高热、无汗、意识障碍。其危险性大，病死率高。

有一类人最容易得热射病，就是建筑工人。盛夏时，他们长时间在阳光暴晒下工作，中暑的危险性非常高。此外在海滨、登山，或在炎热的夏季进行运动的人，由于缺少防晒降温设备，犹如在密闭的车内，患热射病的危险性也会大大增加。

某研究发现，当气温达到35℃时，阳光照射15分钟，封闭车内的温度即飙升到65℃。这种高温，连成年人都忍受不了，更何况是小孩呢？

除了这种车内封闭环境中的高温之外，平时人们随意放在车内的一些小物品，很可能就会变成危险物品。比如一次性打火机，含有液态丁烷，长时间暴晒后，内部压力增强，要是再加上摩擦、挤压等因素，那就等于"小炸弹"；还有放置在外边的火柴，也容易燃烧起火；如果车辆停在阳光暴晒的地方，车内又放了个老花镜（老花镜属于凸透镜，易将光线聚集在一起），则易引发火灾；含有二氧化碳气体的碳酸饮料，在高温下容易膨胀，进而引起爆裂，发生重大危险；汽车香水挥发产生易燃气体，爆炸临界点为49℃，如果车内温度达到65℃，很容易引发爆炸。此外，还有手机、电池等电子产品，暴露在阳光直射的位置，会因温度过高出现机械问题，甚至导致爆炸。

7.炎热夏季，中暑了该怎么进行紧急救治？

中暑就像是醉酒一样，根据严重程度可以分为好几种状态，具体情况下，可依据状态进行判断。

较轻者中暑先兆：在睡眠不足、过度饮酒，或在高温环境下超强劳动一段时间后，会有大量出汗、头晕、眼花、耳鸣、恶心、胸闷、心悸、无力、口渴、注意力不集中、四肢麻木等症状出现。这时，体温略高、脉搏充实而稍快。

轻度中暑症状：除上述表现外，面色潮红或苍白、恶心呕吐、气短、大汗、皮肤灼热或湿冷、脉搏细弱、心率增快、血压下降等呼吸、循环衰竭为早期表现，体温超过38℃。

重度中暑症状：除具有上述较轻中暑先兆与轻度中暑症状外，其体温多高达40℃以上，呼吸急促而浅，脉搏快而变细，意识不清，烦躁谵妄，大小便失禁。如救治不及时，很可能中暑死亡。

炎热夏季，一旦确定有人中暑了怎么办？

别思考人生了，赶紧让中暑者脱离中暑环境，采取降温措施使体温恢复正常，防治并发症。下面告诉大家，中暑的基本处理办法。

首先停止劳动或运动，迅速将患者转移至阴凉通风处休息，其次解开衣扣、腰带，敞开上衣。可服十滴水、人丹等防治中暑的药品。

协助患者坐下来，用靠垫支撑。用冷水浸泡或淋浴降温。可采用电风扇吹风，现场不具备条件的，也可以头部冷敷，把患者用冷湿的床单包裹起来，持续浇冷水，保持床单潮湿，再用扇子扇风，迅速降温。高热者，应在头部、腋下、腹股沟等大血管处放置冰袋（将冰块、冰激凌等放入塑料袋内，封闭严密即可）；还可用冷水或30%酒精擦浴直至皮肤发红。每10分钟测量一次肛温，直至舌下温度降至38℃为宜。患者体温降至正常，也就是腋下温度37.5℃，可以把湿床单换成干的。大量出汗的患者，应饮用含盐的清凉饮料、含有电解质的运动饮料或果汁。要确定饮料的碳水化合物或糖的浓度不超过6%，以免抑制肠道吸收。昏迷患者则禁止喂水，以防窒息。

如果患者意识不清，应取侧卧位，防止呕吐导致窒息。

轻度中暑、重度中暑，除进行上述处理外，都应该及时去医院就医，必要时拨打急救电话120。

再给大家介绍一些简单的避暑方法。室外环境下，带上一些淡绿茶水或淡盐水，一天喝三四次。常用凉水冲手腕，可以降低血液温度。感觉身体发热发烫，用风油精或藿香正气水擦拭，蒸发吸热，进而降温。

8.头部碰伤，千万别认为是小事

一个9岁女孩，放学回家的时候被自行车撞了，之后只感觉到头很疼。母亲检查了一下孩子的头部，没觉得怎么样，也就没当回事。吃晚饭的时候女儿说头晕想睡一会儿，结果再也没醒来。后来，医生诊断女孩是因为外伤性颅内出血，耽误时间太久，大量血肿压迫脑组织导致死亡。

外伤性颅内出血是很严重的病症，表面上粗略一看没发现什么问题，但是孩子肯定会有一些异常表现，可惜妈妈缺乏医学常识，没能引起重视，耽误了宝贵的救治时间，最终酿成悲剧。

撞到头部或是头部受伤的事件不在少数，特别是孩子，因为淘气、磕磕碰碰，或者一些意外受伤，导致脑震荡、颅内出血的事件也发生过。孩子年纪小，对于病情不自知，也描述不清，容易出现大问题。

孩子被撞后不舒服时怎么办？大部分家长的想法是，去医院呗，交给医生处理。但是作为家长，您需要具有一定的病情分析能力，具备简单的急救知识，这样就能在某个突发情况下，做出正确的处理。

　　孩子磕到头部以后，家长首先要检查他的意识与反应是否正常，四肢活动是否自如。查看磕碰部位是否出现肿胀、青紫等情况，孩子摔伤后可不是哭声越大受伤越严重，不能只通过孩子的哭声、疼痛的程度、出血程度来判断伤情。严重的病情往往是无声的。孩子在磕碰后情绪不稳定，不安、头晕、头痛、呕吐，甚至昏迷，应立即送到医院检查。

　　头部受伤以后，鼻子或耳朵出血，被称为"鼻漏""耳漏"。不同部位的骨折有不同的表现，如眼眶周围血肿（熊猫眼症）、乳突（耳朵后面的隆起）血肿、鼻漏、耳漏等。如果用白纱布沾一下血，纱布上不仅可以见到血，而且血的周围一圈有无色透明或淡黄色的液体洇湿，这是脑脊液漏，应该判断为颅底骨折。脑脊液是存在于脑室及蛛网膜下腔的一种无色透明的液体，包围着整个脑及脊髓，能起到一定的保护作用。

　　一旦出现鼻漏、耳漏，最重要的就是不要填塞止血，否则就可能造成逆行性颅内感染。颅内感染一旦形成，处理起来非常棘手，所以一定要避免逆行性感染。头部受伤后要密切观察是否出现肢体麻木或感到异常，应及时去医院检查或拍CT等，以免引发慢性疾病，延误治疗。

9. "爸爸带娃，活着就好！"

周末，爸爸妈妈带着幼儿去游乐场。孩子吵着要买糖吃。爸爸嫌糖对牙齿不好，拉起孩子就走。此时只听嘎嘣一声，坏了，孩子的胳膊肘错环了。孩子少不了哇哇大哭。您说这当妈的有多心疼。

这个胳膊肘错环，学名叫桡骨小头半脱位，说白了就是脱臼了，是婴幼儿常见的肘部损伤之一。发病年龄1~4岁，其中2~3岁发生率最高，男孩比女孩多，左侧比右侧多。损伤主要是牵扯拉上肢或肘部扭伤。桡骨小头半脱位在日常生活中大人牵拉孩子胳膊上下台阶时最易发生，国外又叫"牵拉走肘"。除去刚才提到的那种情况，像双手牵拉幼儿腕部走路中跌倒；穿衣服时由袖口牵拉幼儿腕部；在床上翻滚时，身体将上肢压在身下，迫使肘关节过伸等，都可能发生桡骨小头半脱位。

关节脱位就是脱臼，是构成关节的上下两个骨端偏离了正常的位置，发生错位。关节脱位后，韧带、关节软骨、关节，及肌肉等软组织也有损伤，造成肿胀、血肿。关节脱位最常发生于肩关节、肘关节、腕关节和手指关节等处，10%的关节脱位患者伴有骨折的症状。关节脱位的症状首先出现的是剧烈疼痛，并伴有肿胀、关节活动受限。关节脱位严重时可直接看到关节畸形，使患者感受到剧烈的疼痛，甚至引起晕厥。

小孩子骨骼发育不完全，很容易脱臼。在进行一些激烈的对抗运动时，用力过大，同一个方向牵拉动作过猛特别容易发生脱位。当遭受猛烈撞击或者摔倒，用力过大，关节极度过伸、扭转或遭受侧方挤压等外力作用时，极易导致手指、脚趾或膝关节脱位。除此之外，还有一些关节脱位是由病理性原因导致的。免疫力下降、缺钙、韧带拉力不足等人群，常会出现关节脱位的现象。

关节脱位的复位治疗要及时，复位时间越早，治疗效果越好、越容易、复位成功率越高。

对于桡骨小头半脱位，急救复位治疗并不复杂。一般复位时不需要麻醉，医生的复位方法是这样的：先安抚好幼儿情绪，一手握孩子肘部，拇指压在桡骨小头外侧稍前方的位置，另一手握住孩子受伤的腕部。保持这样的姿势后，握住孩子手腕的手稍做外旋，握住肘部的拇指用力按压的同时将前臂略做牵引，并反复前后旋转，必要时可伸屈肘关节2~3次。如听到轻微弹响，活动肘关节灵活且孩子不再哭闹，说明复位成功。

大家可能见医生往上一托，关节就复位了，孩子的胳膊就没事了，这看起来似乎很轻松。实际上，医生这手上的功夫也不是一天两天练出来的，家长可别给孩子乱试。肘关节脱位，最好还是去医院解决。复位后用三角巾悬吊1~3周。如活动时疼痛或复发，宜于屈肘90°用石膏固定2周。

注意，发生桡骨小头半脱位后，勿再提拉孩子手臂，防止复发。一般6岁后桡骨头长大，就不易脱出了。

10.孩子鼻孔里进了饭粒，怎么办？

一个孩子妈妈紧急向我求助，说她的小女儿吃饭时把米粒塞进了鼻孔，自己觉得不得劲了，开始哭闹。这位女士想找东西把米粒掏出来，看到孩子的鼻子那么娇嫩，有点不敢，只得在那家里着急。

异物入鼻子这事大多发生在儿童身上，孩子不懂事、贪玩、好奇心重，常将豆类、果核、纽扣、小玻璃球塞入鼻腔，较大的植物性异物，进入鼻腔后膨胀将鼻腔完全堵塞，影响鼻窦引流，引起感染并发鼻窦炎，导致流脓涕、头昏、头痛等。如果是比较尖锐、粗糙、不规则的物体进入鼻腔，会损伤鼻腔，并引发溃疡、出血、流脓和鼻塞等症状。如果孩子太小不会说话，不能描述自己的症状感受，就可能造成婴幼儿鼻腔内长期存在异物，致患儿消瘦、发育不良。最可怕的是，异物可能通过后鼻孔进入气道，造成气道梗阻，甚至危及生命。

有的孩子年龄小，不会自己描述，对于孩子的鼻孔内是否存在异物可以这么判断。先观察孩子是否有以下情况：呼吸困难，或者呼吸时鼻子里有声响；鼻子肿胀；有异味或者带血的东西从鼻孔里流出来。当然，最后这一情况说明鼻孔已经堵塞一段时间了。有这样的症状时，就应该猜到是鼻孔异物在作怪。

相比于其他异物，如玻璃球、矿物质异物等比较麻烦、容易进入气道造成窒息的"危险品"来说，饭粒进入鼻腔不算大事。而且由于吃饭不小心，饭粒进入鼻腔，只要不是故意捅进去的，一般饭粒不会进入太深的位置。这种情况下，可以用手堵住没有异物的那一侧鼻孔，用力擤鼻涕，利用冲力将米粒擤出来。如果不管事，找一根橡皮管，管内吸满温开水喷鼻孔，水可以将米粒带出来。如果这两种方法都不奏效，或者米粒在鼻腔内时间过长，造成鼻腔内黏膜肿胀和溃疡，须立即去医院由医生处置。如果孩子年龄太小，不知道如何配合家长，那就别嫌麻烦去一趟医院，让医生来处理。

对于小朋友来说，鼻腔内有异物真的是很常见的现象。该如何处理呢？擤鼻子是首选。

先让患者安静，通过嘴有规律地呼吸。异物进入鼻孔不是很深，可以用嘴先深深地吸一口气，闭紧嘴巴，再按住另一个没有异物的鼻孔，之后用含有异物的鼻孔做出擤鼻涕的动作，利用气体把异物排出来。一定不要自己尝试用镊子去夹，否则异物可能会因为没有着力点而滑入鼻腔更深处。

如果异物入鼻太深，不要自己处理，应立即去医院，由专业医务人员安全地清除鼻中异物。

11.被鞭炮炸伤，用这些方法来急救

燃放鞭炮被烧伤、炸伤的事件年年都有发生。好在现在好多城市因为污染环境禁放爆竹。被鞭炮烧伤炸伤比较多见的受伤部位是手部和眼睛、面部，甚至同时发生颅脑、胸腹、四肢的损伤。受伤部位不同，急救方法也不同。

皮肤的轻微炸伤，可引起流血和细菌感染。一般情况下皮肤的轻微烧伤可先用生理盐水清洗伤口上的污物，然后用酒精擦拭，以确保伤口别感染就可以了。手足炸伤，要是没出血仅是灼伤的话，就当作不严重的烧伤处理，尽快冲冷水可以防止烧伤面积扩大。再用消毒纱布或者干净手帕轻轻盖在伤口上。此外，还应检查一下鼻毛有无烧焦，如被烧焦，有可能会烧伤呼吸道，另要注意有无睫毛烧煳变卷，如有则可能烧伤眼球，也要及时在就诊时告诉医生。手足炸伤出血了，可使用按压止血法，然后缠上绷带。如果出血不止且量大，则应用橡皮带或粗布扎住出血部位的上方，抬高患肢，将患者急送医院做清创处理。

如果爆竹威力大，就有可能不慎炸掉手指。注意一定要妥善保存好残肢，保存断肢可用之前我教过你们的两层塑料袋保存法。

烟花鞭炮燃放后产生的烟雾刺激性较强，其中含有硝、二氧化硫、细小颗粒物等有害物质。这些化学物质和颗粒物能直接刺激鼻黏膜、呼吸道黏膜。一定要迅速脱离烟雾环境，必要时吸氧。

当然，最麻烦的也是比较常见的伤害就是眼睛被炸伤。那该如何处理呢？

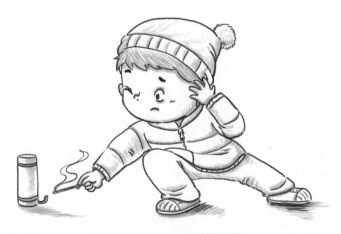

放鞭炮注意安全，谨防被炸伤

首先，将伤者眼部、面部的污物等小心清除。皮肤表面出现水疱也不要挑破，以防感染。面部的血管丰富，如有出血应用干净的纱布或毛巾用力压住伤口，起到止血的作用。如有眼球破裂、眼内容物脱出等症状，患者会非常恐惧。此时，患者眼睑高度肿胀、淤血，眼睛睁不开，记住千万不要揉眼睛，也不要强行扒开眼睑或去除脱出的组织。其次，应用清洁纱布覆盖后，再扣上大小适当的碗。最后包扎，这样可以有效地防止眼球受到压迫。不要冲洗伤口，以免脏物更加深入或加重损伤。不要涂抹药物，尤其是有颜色的药物，以免影响医生对伤情的判断。拨打急救电话120，将伤员安全、快速地送往医院。

当然，最好的急救是防患于未然。大家燃放鞭炮，尤其小朋友在放鞭炮的时候要特别注意安全，要选择平整开阔地面，以免花炮的冲击力导致烟花倾斜倒地，而伤到人员或引起火灾。最好用燃烧的香或带火星的长木棍点燃鞭炮、烟花，这样距离燃点远些，较为安全，点燃后可迅速离开。小朋友在燃放鞭炮时，一定要有成人在场，以确保孩子的安全。

12.乘坐电梯时，突然发生故障如何自救?

随着社会的发展，城市高层建筑越来越多，电梯自然也少不了。但是，由于电梯质量不合格或者年久失修，使得电梯很容易出现紧急故障，导致意外发生。我们都有乘坐电梯的经历，绝大部分人没有遇见过电梯故障，但是掌握急救措施还是十分必要的，万一有天遇到电梯故障，我们能够迅速找到恰当的处理方法，可以将伤害降到最低。

电梯最常见的故障主要有两种：一是电梯突然停止运行；二是电梯失去控制急速下坠。还有一种不常见的情况就是，电梯突然失去控制急速上升。

如果电梯发生故障，受困者该如何采取自救方法，确保安全从而获得救援呢? 咱们来谈一谈吧。

第一种情况，电梯突然停止运行。意外停电会使电梯停在半空中。首先不要慌张，不要大喊大叫，要保持安静，快速平复自己的情绪，以便正确地进行自救或求救措施。如果一同受困的人中有心血管疾病患者，那一定要注意：过于紧张焦虑可能会引起心血管病人的病情发作。同电梯的人要尽量安慰他，一定让他保持良好心态，慢慢呼吸。如果几个人同时被困，可以用聊天来分散注意力。一般电梯备有发动机，只须在轿厢里静等即可。电梯里设有报警铃，可以按铃求救，或拨打电梯中标注的故障报修电话，告诉对方发生的情况。也可以通过手机拨打110报警。这些方法不管用时，可拍门叫喊或脱下鞋子拍门敲打，发出信号求救。如有行人经过，设法引起他的注意。不要不停地呼喊，要保持体力，等待救援。一般的电梯故障不是很危险，一些自以为是的自救行为才是最危险的。所以，切忌强行开启电梯内门、外门。即使能打开内门，也未必够得着外门。电梯外壁的油垢还可能使人滑倒。此时只需要等待抢修人员的到来。

第二种情况更加糟糕，电梯发生事故，迅速往下坠落。此时需要采取紧急措施保护自己。不论有多少层楼，都要迅速将所有楼层的按键全部按下，这样当紧急电源启动时，电梯可马上停止继续下坠。如果电梯里有扶手，一手紧握，固定人所在的位置，确保不会因为重心不稳而摔伤。整个背部跟头部紧贴电梯内壁，呈一条直线，凭借电梯内壁作为脊椎的防护。膝盖弯曲，脚跟提起，呈踮脚姿势。这样的姿势，可用来承受重击压力，加大缓冲，因为韧带富有弹性，远比骨骼承受压力程度要大。

13.淘气男孩手臂被电梯夹断，太可怕！

　　六一儿童节这天，4岁男孩在一家影城的手扶梯上逆向而上，在电梯口突然摔倒，导致右胳膊被夹断。紧急送医后，断臂进行再植手术，经过8个小时后手术的再植成功，但以后手臂功能可能会受到影响。

　　电梯夹伤幼童的新闻经常能看到。有一名3岁男孩在商场内玩耍时，手指被自动扶梯的踏板夹住，只能带着卸下的踏板一起入院治疗。经检查发现，小男孩的手指已经坏死，只能对右手无名指进行截指手术。另一名3岁男童乘坐自动扶梯下楼时，不慎滚落下来，左手掌及手腕直接插进电梯底部的缝隙中。消防人员将电梯底部的钢板强行拆除，才救出被困男孩。

　　且不说电梯的质量和维护是否有问题，商家有没有责任，事故给孩子造成的痛苦和心理创伤可是长久甚至是终生的。

　　带孩子特别是年纪较小的孩子乘坐手扶电梯时，家长一定要看管好孩子。千万不要让孩子单独乘扶梯，而且不要让他在扶梯旁玩耍。孩子乘扶梯时，让孩子站在自己的身体前方，且面向电梯运行的正前方，确保孩子在视线范围之内。一旦孩子做出玩扶手、玩齿板，伸头看外面等危险动作，要第一时间制止。乘扶梯的时候，家长不要做玩手机等分心的事情，临近进出口处要提高注意力，引导孩子安全出入。还有就是不能给孩子穿过长、容易垂地的衣物和洞洞鞋。在电梯进口处靠近地面的地方有紧急制动按钮，一旦出现危险情况，应快速按下该按钮。

怎么做学会了以后，还要知道怎么说。要引导孩子从小树立急救观念和安全意识。告诉他们乘坐电梯时注意以下事项：

不要踩在黄色安全警示线及两个梯级相间的部分，以免脚被卷入缝隙。

上扶梯时，要注意自己的鞋子及衣服，不要碰到围裙板和齿板。衣服过长可以提起来，以免不注意被卷入扶梯当中。一旦鞋子和衣物被卷入，也不要急忙拿手去扯，以防手被卷入，要赶紧告诉爸爸妈妈。

不能在自动扶梯上随意走动、跑跳、蹲坐，不然很容易摔跤、跌落，尤其是扶梯进出口处，更不要嬉戏逗留。

不要将头部、四肢伸出自动扶梯之外，不然容易撞到天花板或相邻的自动扶梯等障碍物。

千万不要攀爬扶梯的扶手部分，以免跌落。

14.手指被门夹伤，红肿有淤血怎么办？

有个还不到2岁的宝宝，大拇指被门夹伤，红肿且充满淤血。家长心疼得不得了。孩子天性好动，日常生活中，常常会被门窗、抽屉、冰箱或者汽车门等夹伤手指。但是不到2岁的宝宝还没有自主活动能力，运动协调能力差，被门夹伤，只能怪家长太粗心。不到2岁的孩子器官娇嫩，即便伤情不严重的情况下，对孩子造成的伤害也很大。夹伤后轻者手指出血肿胀，重者可导致手指溃烂、指甲脱落，或关节出血、骨折。在日常生活中，家庭和学校的大门、铁闸、窗框、抽屉或者汽车门等，最容易夹伤手指。夹伤对象当然孩子最多了。十指连心，孩子那种痛苦难以用言语表达。

手指被夹伤时，不必惊慌。只要根据症状按照下列方法做就可以了：

如果只是轻微夹伤，没出现黑紫色，那问题不大。不用管，过两天就好了。

如果有出血，就要及时止血和消毒。出血不止的话，可用手指压迫出血处几分钟，然后用绷带包扎好，再将手臂用三角巾固定，有必要的话随后就医。

如果被夹伤后，出现紫色的出血现象或肿胀，可以冷敷消肿；刚有淤血的两天内用冰袋敷，每次不超过20分钟，目的是止血，避免淤血范围扩大；两天后改用热敷，促进淤血消散吸收。每次热敷时间在15~20分钟，每天敷3~4次。如果手指有皮肤破损的情况慎用热敷。肿胀有一个过程，3天左右是高峰期，一般5天后开始消肿，时间大约需要2周。还可以外用活血化瘀的药物来治疗。

　　如果被门夹伤情况严重，有可能造成指骨骨裂或骨折，或关节脱臼。遇到这种情况，可用比手指稍长的铅笔、筷子、杂志等物件作为支撑的夹板支撑起手臂，然后用绷带或布条扎好，再将手臂用三角巾或布固定挂在脖子上，送往医院治疗。医生给患者接骨并且取出指甲上的血块。若指甲出现松动，不要随便剪掉指甲。若指甲脱落，也没关系，不用担心，只要甲根和甲床愈合良好，新指甲是可以生长的。可用双氧水等给手指消毒后再用纱布加压包扎止血，数日后手指疼痛逐渐消失，一般3个月后可以长出新的指甲。

　　治疗手指夹伤期间，要尽量避免受伤部位沾水。

15.竹签子扎伤喉咙，太危险！抢救要及时！

北京一个4岁小女孩，吃完烤串后，没有扔掉竹签子而是拿在手里玩，结果被一起玩耍的小伙伴从身后撞了一下，摔倒扑向地面，舌头被烧烤签子直接贯通刺伤。孩子的舌头被一根竹签扎穿，直刺向脊髓的方向。孩子受伤后10cm的签子只剩一个头在外面，到儿童医院后，已经全部没入舌内。核磁的检查结果让所有人大舒一口气，竹签与动脉擦边而过，相隔不到1cm。尖端虽然插入较深，但没插进脊髓。耳鼻咽喉头颈外科主任为孩子做了手术，拔出竹签只用了几秒钟。

除了吃烤肠和肉串，糖葫芦的竹签刺伤孩子的事情也时有发生。这样的针状、条状尖利物体刺伤事件在耳鼻喉科很常见。2~7岁儿童是异物伤害高发人群。学龄前儿童缺乏安全防范意识，嬉笑打闹和奔跑时很容易造成伤害。

对于竹签刺伤孩子头颈部的伤害，在送往医院之前我们需要进行相应处置。

首先，不要让伤者活动，更不要拔除竹签。头面部有大动脉和各种血管分布，假若异物在动脉处，随意拔出会造成血液喷涌，止血不及时会失血过多，造成严重后果。

其次尽量采取固定措施，使签子相对稳定，防止大出血或加重损伤。可在签子两侧各放一卷绷带，或将毛巾等物卷紧，再用绷带做"8"字加压包扎，也可将三角巾折叠成的条带中间剪一大小适当的豁口套住异物，再做加压包扎。这一点和刀具刺入体内的急救措施一样。

刺入身体的签子如果已经被拔出，应立即压迫出血部位、加压包扎，以免失血过多，必要时结扎止血带。

处理好之后，应立即把孩子送往医院。如果当时情况紧急，就要立即拨打急救电话120。

有时候签子比较脏，处理时要注意给伤口处消毒。

在做这一切工作的同时，家长要保持冷静，安抚孩子的情绪，使孩子平静下来。父母的恐慌容易引起小孩子的焦虑与哭闹。

这样的事例也为家长们提了个醒：儿童吃带签子的食物，应该将签子拔掉，或者吃的时候坐下来，不要随意走动，更不要边吃边玩儿，吃完后要马上扔掉签子。家长一定要教给孩子这些常识，否则稍不留神就会出现意外。

16.婴儿心肺复苏，怎么操作安全有效？

心肺复苏是一门救命的技术，不仅对成人，而且对婴儿抢救同样适用。因婴儿的解剖、生理及发育等与成人不同，所以徒手给婴儿做心肺复苏的操作与成人有较大差异。大家可以对照成人心肺复苏方式给婴儿进行心肺复苏，虽然两者的内容有所区别，但道理是一样的。

当婴幼儿不会说话时，判断其是否存在意识，就不能采取对成人那样轻拍肩膀、大声询问的方式了；可采用刺激婴儿足底的方法，如果婴儿能哭，就说明还有意识。

婴儿颈动脉不易触及，可检查位于上臂内侧肩肘之间的肱动脉（平常量血压的位置）。抢救者大拇指放在上臂外侧，食指和中指轻轻压在内测即可感觉到脉搏，也可通过触摸婴儿股动脉（腹股沟韧带的中间）来判断有无心跳。

新生儿的心肺复苏步骤和成人不完全一样，成人是按照CAB的顺序，即胸外按压（Circulation）、开放气道（Airway）、人工呼吸（Breathing）顺序，而新生儿采用ABC等顺序，即开放气道、人工呼吸（口对口鼻吹气）、胸外按压。在以前，无论是成年人还是孩子,都按照 A→B→C 这样的要求进行心肺复苏,但是《2010 美国心脏协会心肺复苏及心血管急救指南》中,建议将成人、儿童和婴儿(不包括新生儿)的基础生命支持程序从 A→B→C 更改为 C→A→B(胸外按压、开放气道、人工呼吸)。为什么是 CAB 顺序呢?因为绝大多数患者的心脏骤停,都是心跳先停,而后呼吸停止,所以要先做胸外心脏按压。这样的调整是科学的。

婴儿开放气道时,下颌角和耳垂的连线与婴儿仰卧的平面呈 30° 角即可。婴儿韧带、肌肉松弛,所以头部不能过度后仰,以免气管受压,影响气道畅通。成人是口对口人工呼吸。对 1 岁以内的小孩要采用口对口鼻人工呼吸,因为孩子的鼻子和嘴离得太近了,如果捏住鼻子的话,就没法包嘴了。可以把鼻子和嘴同时放在嘴里,然后吹气。做人工呼吸时,对小孩的吹气力度不能同对大人的吹气力度一样,要轻轻吹,看到小孩的胸廓稍微起伏一下就可以了。

婴儿按压部位是两乳头连线中点的正下方,一只手的食指和中指并拢,指尖垂直往下按压,按压深度为婴儿胸壁厚度的 1/3,每分钟 100~120 次。对婴儿可以一个人同时做胸外按压和人工呼吸,同成人一样,胸外按压和人工呼吸的比例为 30:2。

婴幼儿出现危险需要进行心肺复苏的情况,多数发生在室内,在家里。因此,妈妈们尤其有必要掌握这样的急救方法。

通常孩子的心脏比老年人的要健康得多,如果在现场对他们施行长时间的抢救,有很大机会能够抢救回来。

第七章

给予长辈的深切关怀

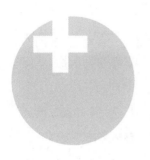

1. 如何快速准确识别老人是否中风？

大家经常听别人说中风，但是对这个病并不一定很清楚，我在这里为大家科普一下。中风就是急性脑血管病，又称作"卒（音 cù）中（音 zhōng）"，是脑部血管突然破裂或血管阻塞导致血液不能流入大脑而引起脑组织损伤的一组疾病。急性脑血管病和冠心病并列为危害当代人类健康的两大杀手，具有"四高一低"的特点，即发病率高、复发率高、致残率高、死亡率高，治愈率低。社会上更有传言，宁心梗不中风。可见这种病有多可怕。

世界卫生组织的数据显示，我国急性脑血管病发生率以每年8.7%的速度上升，比美国高出一倍。我国脑血管病的死亡率是心肌梗死的4~6倍，带来的经济负担却是心肌梗死的10倍。每年给我国带来的社会经济负担达400多亿元。

急性脑血管疾病，是中老年人群的常见病。当前社会上急性脑血管病的发病年龄趋于年轻化，而我国社会却已进入老龄化，这使得发病人群惊人地扩大。

急性脑血管病包括脑血栓和脑出血，虽然性质完全相反，但是表现出来的症状却完全一致，都是感觉障碍、肢体障碍、识别方式都是差不多的。

如何快速识别急性脑血管病？

国外有人归纳成"FAST识别法"，就是四个英文单词的缩写：

F（Face），自己照镜子观察面部两侧是否对称、微笑时口角有无歪斜。

A（Arm），双臂平举，观察双臂是否能平举在同一高度，观察是否出现无力、垂落的情况。

S（Speech），试着说一句完整的话，背一段家庭住址、电话号码，观察能否按逻辑正确表达、有无口齿不清。

T（Time & Telephone），若出现上述情况之一，尽快拨打急救电话：国内120/国际911，尽快到医院就诊。

还有一种"中风120"快速识别法，含有识别与行动两层意思：

"1"代表一张脸蛋是否出现左右不对称，即是否有口眼歪斜症状。

"2"代表两只手臂能否轻松顺利举起，即是否有一侧肢体无力或不灵活。

"0"谐音零，代表聆听患者说话是否清晰，即是否出现言语不利索、口齿不清。如出现紧急情况，立刻拨打急救电话120。

这些方法都是总结归纳出来方便记忆的。

识别患者是否中风，其实很简单，就是让病人笑一笑，观察是否有面瘫；抬一抬胳膊，看有无偏瘫；说说话，看有无失语。

同心肺复苏抢救一样，急性脑血管病治疗同样有"黄金时间"。缺血3~6小时以内，通过治疗使血管再通，血液供应恢复，部分脑

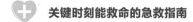

细胞可恢复到正常状态；超过6小时，部分脑细胞可能由缺血过渡到坏死；超过12小时，绝大部分脑细胞将彻底坏死。

尽早发现、尽早治疗，是最应该做的事。

2.中风前这三个反常症状给你发预警

我在上面已经讲了几种识别中风的方法，如"一笑二抬三说"等。不过，当病人出现这样的症状时，说明已经发病，需要即时急救了。如果能够多留意病人之前出现的异常表现，发现征兆，岂不更好？其实，中风在发作前往往有些蛛丝马迹，若能及时发现，争分夺秒地抢救，患者中风的死亡率可降低在10%以内。

老人中风前都有哪些征兆呢？

正常打哈欠是人大脑自发进行调节的一种行为方式，但是老年人频繁打哈欠，可能是由于脑组织处于缺氧状态。这不代表犯困，有可能是中风的先兆。

随着年龄的增长，中老年人脑动脉硬化的患病率增高。脑血管发生硬化后，管壁弹性降低，管腔变得狭窄，大脑血流量也随之减少，致使脑组织缺血、缺氧。尤其是在中风前几天，这种现象最为严重。此时期内的机体通过大脑的反馈机制刺激中枢，调节呼吸速度和深度。打哈欠就是通过深吸气使胸内压下降，静脉血大量回流心脏，增加心脏的血液输送量，以达到缓解脑部供血不足。脑组织缺氧越严重，打哈欠就越频繁。有人研究发现，有70%的脑中风患者，发病前5~10天，均有频繁打哈欠的异常表现。因此，中老年人一旦出现哈欠不断的异常表现，应想到是否为患有中风的信号，及时去医院进行检查。

持续的饮水呛咳，也是患脑血管病的表现。吞咽的过程是通过喉返神经和舌咽神经指挥的，而中风会导致中枢神经系统受损，神经出现问题导致咽部感觉丧失、反射失调，使得水及食物误入气管，引起呛咳。

还有就是一过性头眩晕。突然头晕目眩，几秒后就恢复正常，这个在医学上称为一过性眩晕。老年人如果经常有头晕目眩、视物旋转几秒钟后恢复常态的情况，且多次反复发作，则需要注意了，这可能是由于大脑短暂性缺血所致，中风发作的可能性会变大。

除了这三种反常现象，中风还有其他前兆，同样不可忽视。比如，突然出现剧烈头痛、头晕、恶心、呕吐，且头痛、头晕比往日加重，或由间断变成持续性。突然感到一侧肢体、面部、舌头、嘴唇麻木，同时同侧肢体无力，甚至不能活动。反应迟钝、性格改变、理解能力下降。突然一侧或双侧视力下降，耳鸣或听力下降。血压突然急剧增高。

还有一种"小中风"，症状也就持续几分钟或几十分钟，至多不超过24小时，不会留下任何后遗症，多数患者患病的时候意识清楚。

这种"小中风"，属于缺血性中风的一种。美国研究表明，小中风48小时之内，中风的风险很高；24小时之内，20名患者里面就有1个人会发生"大中风"。所以对出现的小中风症状一定要足够重视。有高血压、糖尿病等基础性疾病的患者，一旦出现一过性头晕、一过性头痛、一过性视物不清、一过性言语不利、一过性肢体麻木等症状时，须警惕小中风。无论是对中风还是对小中风，一定要多加小心，出现症状尽快去医院检查并采取相应措施，将中风的风险降到最低。

3.缺血性中风为什么老爱在清晨发作？

有人就问我，中风了，是不是过堂风引起的？

过堂风会使人"受风"，造成关节酸痛、精神倦怠，或者因着凉发生腹痛、腹泻等消化道症状，个别情况下会发生面神经麻痹等疾病。中风和过堂风之类的自然界中的风没有内在联系，即使有患者因感受风寒而发生中风，那也是外因，不会是中风的根本原因。

中风包括出血性中风和缺血性中风，缺血性中风主要是因脑血栓形成。

清晨是脑血栓的高发时段。究其原因：一个是血压的关系。每个人都有生物钟，血压也随着昼夜波动。夜间睡着后，血压会有一定幅度的下降，血流速度减慢。当起床时，人体突然从卧位转变为立位，易导致体位性低血压，使脑灌注不足，促成中风的形成；另一个原因是血液黏稠度增高。有研究发现，夜间人体血液中红细胞比容以及黏度均相对增高，导致血液凝固性增强。长时间睡眠没有补充水分，且肾脏还在工作形成尿液，造成血液浓缩，血液黏度增大，自然增加了脑血栓的危险性。还有一种说法，缺血性中风有可能与睡眠姿势有关。固定侧卧姿势使得颈部扭曲，压迫颈动脉，造成供血减少或静脉回流不畅，引发脑梗死。

你瞧，这就是人清晨容易中风的原因，对应的解决办法就是睡前可以多喝一些白开水，稀释血液黏稠度。当然，这个只是针对中风爱在清晨发作的措施。预防中风还要从源头做起，从基础病的预防做起。

中风患者多数患有高血压、高血脂、糖尿病、冠心病、动脉硬化等疾病，尽早、积极、有效地控制和治疗这些基础原发病，能有效地降低中风的发病率。

维持良好的饮食习惯和饮食规律，避免食用高脂、油炸食物，限制食盐的摄入（健康成年人食盐日摄入量不超过6g，食用油日

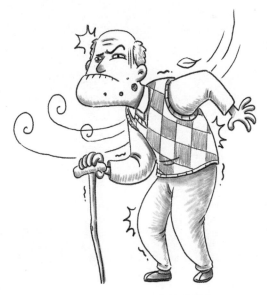

缺血性中风最易在清晨发作

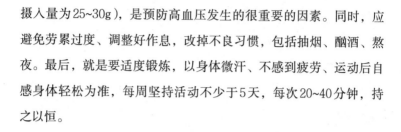

摄入量为25~30g），是预防高血压发生的很重要的因素。同时，应避免劳累过度、调整好作息，改掉不良习惯，包括抽烟、酗酒、熬夜。最后，就是要适度锻炼，以身体微汗、不感到疲劳、运动后自感身体轻松为准，每周坚持活动不少于5天，每次20~40分钟，持之以恒。

4.老人中风了，该如何进行急救呢？

中风是老年人三大死因之一。它发病急，致死率高，治愈率却很低。这个病非常凶险，需要将病人紧急送往医院。但是在等救护车到来之前，我们应该做些什么呢？

如果患者发病后已经失去知觉，你需要这样做：两三个人一起将患者抬到床上，避免头部震动，让患者安静躺下，可以抬高床头。解开所有妨碍呼吸的衣物，保持患者气道畅通，检查他的呼吸和脉搏。如果需要随时进行心肺复苏急救，就要每10分钟检查记录一次呼吸、脉搏和反应程度。

如果患者还有知觉，可以扶他躺下，稍微垫高头部和肩膀，将头偏向一边，并在肩膀上垫一块手巾，用来擦拭口中分泌物。同时，要安慰病人，缓解他的紧张情绪。

中风往往会留下不同程度的后遗症，比如半身不遂、讲话不清、关节僵硬、智力下降等。其中三分之二的患者需要人帮助料理生活。

中风导致患者肢体活动不良，出现诸如关节强直、肌肉萎缩等情况，所以锻炼必不可少。可以先从单个关节开始，慢慢移向多个关节。在进行坐、站、走、蹲的功能训练时，家属要站在患者的患侧进行协助。由于病后患者部分关节和肌肉处于废用状态，大多数患者都没有锻炼意愿，所以家属和看护者一定要鼓励、督促，协助患者进行康复锻炼。

帮助按摩患肢，防止和减轻肌肉、骨骼因为长期不运动而出现的萎缩与变形。对于肌肉紧张类的痉挛性瘫痪，手法要轻，主要是为了使其肌肉松弛；对于肌肉松软的软瘫，手法要深而重，以刺激神经活动过程的兴奋性。另外，还要注意按摩患肢的功能位（能使这一部位的关节与肌肉发挥最大功能的体位），不要让肢体关节发生扭转、弯曲。

除去肢体锻炼，还要对他们进行口语训练和书面语言训练。让患者多看电视、听广播，尽量给他们听觉和视觉上的刺激。训练从患者自己感兴趣的内容入手，由易到难，时间由短到长。

此外，应保持居室清洁和空气流通，注意保暖。做好中风患者的保养工作，多吃新鲜蔬菜、水果，多吃富含蛋白质的瘦肉、鱼类、乳类和大豆制品等易消化而有营养的食物。少吃动物脂肪，少吃过咸、过甜、过辛辣、过油腻、过刺激性食物。中风发作和天气变化有关系，在三九天、三伏天，或者气温骤变的时候，家人要密切注意患者健康。

中风一次发病后有可能再发，尤其是短暂脑缺血发作者，应尽力排除各种中风危险因素，定期复查身体症状。

5.老人跌倒，扶不扶不是事，怎么扶才是事！

现在对于老年人摔倒该不该去扶的问题争议很多，这已经成为一个社会问题。但是对我们急救医生来说，它首先是一个医疗急救问题。扶当然肯定要扶，关键是怎么扶。跌倒，目前排在我国伤害死亡原因的第四位，而在65岁以上老年人因伤致死原因中则排在首位，这个排名也是有原因的。

当老年人心脏病、高血压病、低血糖症等发作，尤其出现头晕、晕厥等情况时，就会跌倒，还可能发生各部位的跌伤。同时，老年人视听觉功能下降、腿脚不灵活、动作迟缓造成走路绊倒或被撞倒，导致跌伤。紧张、惊吓而诱发心脏病、高血压急症等也会导致老人意外跌倒。此外，家庭环境布局不合理，杂物把老人绊倒，卫生间地面湿滑也都是老人跌倒的主要原因。

之所以强调怎么扶的问题，是因为无论老年人自己还是有别人帮忙，跌倒后太急于起身都可能造成更严重的二次损伤。

如果现场没有别人，老年人跌倒后可在确保环境安全的情况下，通过自身感觉和轻微活动身体判断损伤程度。若跌倒后损伤较为严重，应尽可能保持原有体位，向周边人求助或拨打急救电话等待救助。

如果你是急救者，发现有老人跌倒，不要贸然扶起，可遵循下列步骤：

轻拍老人双肩，分别在两侧耳旁大声呼唤，判断老人是否还有意识。一看叫不醒，马上用5~10秒钟观察老人的胸腹部是否有起伏，以判断是否存在呼吸，如胸腹部无起伏，或"喘息样呼吸"，可以判断为"心脏骤停"。此时，应立即做心肺复苏，同时拨打急救电话120。没意识、有呼吸，就不需要进行心肺复苏，应采取"稳定侧卧位"，清理干净口腔内的呕吐物等杂物，确保气道通畅，同时仍需拨打急救电话120。

如果老人意识清楚，先问老人跌倒原因，再观察并询问老人有无剧烈头痛、恶心、呕吐、口眼歪斜、言语不清、肢体无力、瘫痪、大小便失禁等，进而通过这些情况判断老人跌倒是否由"急性脑血管病"引起。

检查老人局部有无疼痛、压痛、出血、青紫、肿胀、畸形、骨折等，及时采取简单的止血、包扎、固定等措施。如因车祸、高处坠落等外界暴力原因，导致颈部、背部、腰部剧烈疼痛、局部压痛明显、疼痛部位肿胀、不能活动等，同时出现肢体感觉减退或消失，肢体不能自主运动等，应考虑"脊柱脊髓损伤、外伤性截瘫"。此时禁止搬动老人，以免加重损伤，应立即拨打急救电话120，请急救医生处理。

在进行这些检查以后，当老人身体无大碍的情况下，可将老人扶起来到一旁休息，或等待急救人员的到来。

6.急性腹痛不能擅自吃止痛药

我的一位患者马姐，总是莫名其妙地肚子疼，吃了一周止痛药症状非但没有缓解，后来反而越来越厉害，只好来医院就诊。CT检查发现，她右下腹有一个炎性肿块，医生考虑是急性腹膜炎。经过剖腹探查手术，发现根源在于急性阑尾炎所引起的阑尾脓肿、盆腔脓肿。经过脓肿清除加阑尾切除、盆腔引流手术，马姐恢复健康。

急性阑尾炎大家都知道吧。急性阑尾炎表现为持续性右下腹痛伴阵发性加重，或转移性右下腹痛，可伴有发热、恶心、呕吐，压痛、反跳痛等。泌尿系结石也知道吧。输尿管结石，腰腹部常伴有剧烈阵发性绞痛。急性肠梗阻、胃十二指肠穿孔、急性胰腺炎、异位妊娠子宫破裂……这些急症都可以归纳到急腹症中。

由于急腹症起病急、发展快、病情重、鉴别诊断困难，病人家属或周围亲友往往跟着着急、不知所措，希望能在去医院之前帮病人一把，以减轻痛苦。但需要强调的是，帮忙要帮在点子上，注意不要帮倒忙。

首先要弄清楚腹痛的时间、部位、伴随症状等到医院后可提供给医生参考。

出现腹痛，一些人的做法是找些止痛药来吃，这就大错特错了。不要随便服止痛药，更不能注射止痛针。疼痛是一种警示性信号，强行止痛，会给人以假象，掩盖真实病情，给医生造成诊断上的困难。腹痛原因不明时禁用吗啡、杜冷丁、强痛定等镇痛剂，以免延误治疗。有些止痛针还会引起胃肠道蠕动减弱、胀气而加重症状。腹痛时服用去痛片之类的药物，不但不能止住腹痛，而且有可能引起胃肠道黏膜损伤乃至消化道出血，使病情更为复杂，也会给诊断带来困难。

有人说，难道眼睁睁看着病人痛苦而无动于衷了吗？那绝不是！可以让病人保持安静，卧床休息，等候120急救车到来。为了减轻腹痛，不同疾病的病人自己会采取一些特殊的姿势，如腹膜炎病人愿意侧卧，两髋屈曲，头略低；急性胰腺炎病人多愿坐着，上身向前倾；有些人愿意趴着来缓解疼痛，或者可以双手适当压迫腹部。总之，怎么舒服怎么来。在医生的指导下，可适当给予解痉药物（如阿托品、山莨菪碱），暂时缓解腹痛。

急腹症的治疗效果与就诊时间早晚有密切关系。急腹症发病时，要以最快的速度去医院挂急诊。路途上避免过于颠簸，以免加重病情甚至引发休克。

7.大活人不能让尿给憋死吗?

　　一个大活人，不能让尿给憋死。这句话都听说过吧。对于患有前列腺增生导致排尿困难的中老年男性，这句话一点也不励志，只能咧嘴苦笑。前列腺炎、前列腺增生，很容易引起排尿困难，不少患者动不动就要找厕所，找到了明明急得不行，可就是尿不出来，一点一滴往外挤，憋得难受，挤得费劲。

　　不仅如此，尿液存在膀胱中出不去，膀胱内的内压升高，如果尿液沿着输尿管逆流而上，容易使患者出现肾盂积液，严重的甚至可能造成慢性肾功能衰竭。另外，当膀胱严重充盈时，如果下腹部意外受到外力撞击，会造成急性膀胱破裂，使大量的尿液涌入腹腔，引发腹腔感染。如果抢救不及时，确实会有生命危险。从这个角度来说，憋尿还真能把人憋死。

　　除了前列腺的一系列疾病，其他情况也可能导致尿潴留。膀胱结石和膀胱异物堵住了膀胱的出口。在尿路结石、肠梗阻或腹部、盆腔等手术后，会反射性地引起排尿困难。一些中枢神经抑制剂和抗血压的药物，也可影响排尿的反射，形成尿潴留。

　　尿潴留怎样急救？唐朝孙思邈的《千金方》里有用葱管插入病

人尿道，从葱管另一端吹气导尿，治愈急性尿潴留病人的记录。不过对于咱们普通市民来说，一是没什么可操作性，二是也没必要。医生的处理方法是使用导尿管导尿。如果失败，那么医生会根据患者的情况进行膀胱穿刺。这样的方式能够有效地减轻尿潴留给患者带来的巨大痛苦。

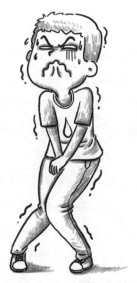

从理论讲，活人还真能被尿憋死哦！

不用学急救，不等于就不需要学预防。预防尿潴留需要从改变生活方式做起。首先，最重要的一点一定要记住，憋尿是个特别不好的习惯，即使未出现尿潴留这样痛苦的病症，憋尿时间长、次数多也不利于身体健康。所以需要做出调整，比如长时间开会、坐车，出发前可以先上个厕所，某些特殊场合预感自己要憋尿的话，那就少喝点水。睡觉前也少喝点水。尽量别喝含咖啡因的饮料和酒，别吃辛辣食物。避免使用某些药物，如麻黄素、氯雷他定、阿米替林，以及一些抗菌药物如阿莫西林等。这些药物均可导致排尿困难。同时，要保持大便通畅。

　　如果出现了排尿困难，劝您赶快找泌尿外科的医生诊疗。

8.老年人一定要提防低温烫伤

低温烫伤是一种特殊类型的烫伤，是较长时间接触高于体温的低热物体而造成的烫伤。一般情况下，接触温度超过45℃的热源才可导致人体正常皮肤烫伤。

为什么要强调老年人注意呢？

老年人是容易造成低温烫伤的主要人群之一。老年人特别是高龄老年人，由于皮肤功能退化，对不良刺激的反应和免疫功能下降，感知能力下降；因为手脚容易冰冷，喜欢用保暖产品取暖，但往往在不注意的情况下被烫伤。即使是在进行热疗时，在正常温度、时间、距离下，仍可能造成烫伤。还有糖尿病人群体的基化蛋白造成末梢神经损伤，自身感觉迟钝，对外界的温度变化不能及时反应。截肢、瘫痪病人，或者有中风后遗症的病人，自身的人体功能损伤不全，无法感知热度。

低温烫伤和高温引起的烫伤不同，创面的疼痛感不会很明显，表面看上去并不严重，但是可能有烫伤深部的组织坏死。高龄老人烧伤的临床特点是创面多为深度（深Ⅱ度以上）、局部和全身反应严重、创面愈合时间延长，容易并发脓毒血症、肺炎和多器官功能衰竭或导致原有疾病加重，死亡率较高。所以在治疗高龄老人烧伤时，应特别注意控制休克，保护创面，供给充分的营养，预防吸入性和坠积性肺炎，以及预防多器官功能衰竭的发生。电烧伤不但可以引起局部损伤，严重时还会立即导致死亡。

低温烫伤初期多会出现小水泡，颜色较深，这是水疱液多带血性或创面淤血所致。水泡去除后，创面除淤血外可见基底苍白，渗出少，弹性差，痛觉迟钝或丧失。由于导致低温烫伤的大部分热源不直接接触体表，外层衣物可无明显损坏。

一旦发生低温烫伤，患者或者照看人员要立即进行烫伤处理，应立即用流动的自来水冲洗伤处20~30分钟，并及时就医，避免烫伤部位发生感染造成严重伤害。有些患者缺乏对烫伤的认识，采用一些民间土方法，比如用牙膏、酱油等涂抹在烫伤部位，不仅容易导致烫伤部位创面的感染，还会延误病情给患者带去更多的伤痛，甚至影响医生对烫伤病情的正确诊断。

顺便给老年朋友们提个醒，对有明显感觉功能减退、思维言语功能下降和肢体活动障碍的高龄老人，应特别注意用热安全。接触高温物体时一定要做好准备措施，艾灸、烤电等操作先调试好温度，必要时须先使用温度计测温后使用。热水器应选用带温度显示的类型。热水袋的热水温度不宜过高，要应用2~3层毛巾包裹，不能直接接触身体和长时间放在固定位置。使用热疗保健器械，如频谱仪、红外线治疗仪时，距离应保持30~50cm，时间不应超过半小时，以避免发生烧伤。

9.老年人药物中毒的家庭急救方法

药物中毒分为哪几种情况？无外乎吃错了、过量了、过期了。

为什么要强调老年人的药物中毒呢？这不是年龄歧视，只是，老年人药物中毒的可能性相对大一些。

老年人记忆力减退，有时候难免犯糊涂，这增加了服错药的可能性；不少老年人同时患有多种疾病，有时候需要吃上一大把药片，由于老年人各脏器功能均有不同程度的减退，就容易造成药物在体内蓄积中毒。另外，有的老年人因神经系统的衰老而伴有精神上的疾病，也常出现服药过量、滥用、误服等情况。

所以老年人掌握急性药物中毒的临时急救方法十分重要，这有时甚至成为拯救老年病人生命的关键。

老年人药物中毒大致有几种情况：

能缓解疼痛的阿片类药物，包括阿片、可待因、吗啡等镇痛、止咳、麻醉、解痉类药物。轻度急性中毒患者表现为头痛、头昏、恶心呕吐、兴奋或抑制；重度中毒患者有昏迷、瞳孔呈针尖样大小、高度呼吸抑制等特征。

用于安眠、抗痉挛的巴比妥类药物。轻度中毒，患者入睡但呼之能醒，醒时反应迟钝，言语不清。重度中毒，患者表现为昏迷、反射消失、呼吸浅慢、瞳孔缩小或散大，如不及时抢救，很可能因呼吸和循环衰竭而死亡。

安定类药物，包括利眠宁、安定、硝基安定等，主要用于镇静、催眠、抗癫等，如误用或一次用量过大，就会引起急性中毒，表现为头晕、头痛、醉汉样表情、嗜睡、知觉减退或消失等。严重者可致昏迷休克、呼吸困难、抽搐、瞳孔散大、呼吸和循环衰竭。

氨茶碱具有强心、利尿、扩张支气管平肌的作用。静脉注射量大、浓度高、速度快可致头晕、心悸、心律失常、惊厥、血压剧降等严重反应，甚至会突然死亡。

发现有老年人药物中毒以后，家里人应立即查明中毒原因，了解毒物进入人体的途径、进入量和中毒时间。

如果老人由于药物中毒出现昏迷，应迅速使其平卧。老人面色苍白，可能是血压下降，应取头低脚高位；面色发红，则表示头部充血，可能血压增高，应取头高脚低位。同时，要注意保暖，有条件的可以测一下病人的血压。

如果药物经口进入体内，由胃肠道吸收引起中毒，在没有特殊禁忌的情况下，应立即采取催吐、导泄等方法。如果吃药的时间短，药物刚进到胃里，还未到达肠道，可以催吐。催吐的方法：用手指或其他物体刺激咽后壁使人呕吐；催吐时，应将老人摆放成稳定侧卧位，避免呕吐物进入气管而发生窒息。

如果老人中毒呈昏迷状态或出现抽搐；或有食管静脉曲张、溃疡、严重心衰和全身极度衰竭等情况，禁用催吐。这么做也是为了防止老人呕吐导致窒息。切记!

特别需要提醒的是，不是非要到了中毒的程度，才对老年人服药过量的问题加以重视。在平日就要观注老年人服药的情况。特别是患慢性病的老人应尽量少用药，老年人肾功能减退，用药时间过长，有可能导致不良反应，且用药需遵医嘱。老年人应根据病情和医嘱及时停药或减量。切忌不明病因就随意过量服用药物，以免发生不良反应或延误病情。

第八章

已病人群的
急救经历

1.影视剧中老爱出现的哮喘该怎样应对?

有句老话,内科怕喘,外科怕癣。很多疾病会出现呼吸困难,比如急性左心衰、喘息性支气管炎、自发性气胸、肺癌等。其中还有支气管哮喘,简称哮喘,是常见急症之一。这种病发作时有明显的喘鸣、咳嗽、呼吸困难,张口抬肩,颜面发紫,比较吓人,所以影视剧中比较偏爱使用。

《志明与春娇》中的春娇、《金枝欲孽》里的尔淳小主、《不能说的秘密》中的小雨,都死于"致死性哮喘"。《寻龙诀》中夏雨饰演的大背头小马褂的大金牙,在古墓那样的环境中也是哮喘频发。现实生活中有不少例子,比如歌星邓丽君、演员柯受良因哮喘病逝;支气管痉挛是京剧大师梅葆玖先生病逝的原因之一。

哮喘发作之前,常常有鼻痒、流涕等黏膜过敏症状;过敏症状持续数分钟后出现喘息,并逐渐加重,出现胸闷感,像被一块大石头压住似的;15分钟后发生呼气困难,呼气长,吸气短。两肺广泛哮鸣音,有时不用听诊器即可听到。这时病人呈端坐体位,不能平卧,头向前俯,两肩耸起,两手撑于膝上或床上,用力呼气。病人面色灰暗,口唇及指端发紫,四肢冰冷,冷汗淋漓,精神紧张甚至恐惧。发作无一定规律，多见于沉睡中惊醒发作。有些患者虽然不咳不喘，但表现出如气道高反应性、可逆性气流受限等，这也是哮喘，属于非典型性哮喘。

支气管哮喘发作后，应该迅速处理：

先要立即去除变应原等诱因，了解到自己对什么东西过敏后应尽量避免接触、吸入和食入，减少诱发哮喘的机会。变应原包括花粉、动物皮毛、灰尘和螨虫、冷空气、油漆等，食物中有鱼虾、牛奶、鸡蛋等。紧张、激动、恐惧等精神因素也可引发哮喘。要好言安慰患者，消除紧张、焦虑、恐惧情绪。如有氧气，立即吸氧。吸入沙丁胺醇气雾剂可以平喘。沙丁胺醇气雾剂是目前常用的支气管扩张剂，能迅速有效地使痉挛的支气管平滑肌舒张，增加气道内气体流通率，对于解除急性哮喘症状可列为临时用药的首选药物之一。有哮喘发作预兆或哮喘发作时，可吸入沙丁胺醇气雾剂。用法是每次吸入1~2喷，必要时可每隔4~8小时吸入一次，但24小时内最多不超过8喷。提醒大家，高血压、冠心病、糖尿病、甲状腺功能亢进等病人应慎用此药。

支气管哮喘有时非常凶险，也是猝死的重要病症。一旦发现有人发生哮喘，应及时拨打急救电话120。如果发生呼吸、心搏骤停，应立即做心肺复苏。

注意增强体质和免疫能力。青少年在哮喘缓解期要加强体育锻炼，因为身体健康可减少哮喘的发作率。哮喘病人出现如变应性鼻炎、呼吸道感染等情况，应明确诊断及时治疗。

2.糖尿病患者如何预防低血糖的发生？

糖尿病是常见慢性病，似乎和急救不沾边。其实，糖尿病也有急症。糖尿病的急症包括糖尿病酮症酸中毒和高渗性非酮症糖尿病昏迷，最多见也最危险的是糖尿病患者发生了低血糖症。

低血糖是糖尿病急性并发症之一。低血糖会使肾上腺素、肾上腺皮质激素和生长素分泌增加，引起反跳性高血糖。可使脑细胞的能量供应减少，导致脑细胞软化和坏死。如果持续低血糖昏迷超过6小时，脑损伤就不可逆转。还会减少心脏供能与供氧，容易引起心律失常和急性心肌梗死。

低血糖发病时有什么表现？症状轻的患者会感到饥饿、头晕、心悸、面色苍白、出冷汗、无力。重者会出现意识模糊、言语不清、四肢发抖、呼吸短促、烦躁不安或精神错乱，甚至昏迷。

那么低血糖该怎么进行急救呢？

如果患者意识清楚，能坐直并能吞咽，可给其甜饮料、糖块或甜品，帮助其服下。

如果患者反应灵敏，可以多给一些食物或饮料，让其休息，直到患者的症状减轻，也可以让其静坐或者躺下。有条件的话，找来血糖测试设备以便检查血糖水平。观察患者情况直到其完全恢复。如果经过这些措施患者情况没有改善，就要拨打急救电话120，在等待救援期间观察并记录反应程度、呼吸和脉搏等生命体征。

患者虽然意识清楚，但是已经无法坐直，也无法吞咽。此时，施救者需直接拨打120，不要强行喂患者含糖食物。

对低血糖这事儿必须重视，不能在发病时才想到如何预防。

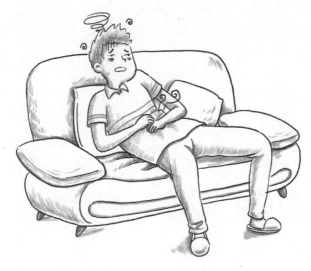

低血糖昏迷持续太久会损伤大脑

那么日常生活中该如何预防低血糖呢？

一日三餐，按时进食，避免过度劳累和剧烈运动。

按时服用降糖药，计算好用量比例，注射胰岛素的量要与饮食量、运动量等相适应。

注射胰岛素时，如发现白天尿量多、尿糖多时，夜间常发生低血糖。须检查低血糖是否因注射部位吸收不良而引起，改变注射部位。

身边经常准备一些容易吸收的糖、饼干、果汁等。一旦出现低血糖，吃一点上述食物就好了。

学会识别低血糖症状，发现一有低血糖的苗头就采取自救措施，"先发制病"。如果有饥饿感，面色苍白，心慌乏力，神志恍惚，就静坐下来，食用准备好的甜品。

3.血压急剧升高，该如何正确应对？

血压高算是全民皆知的疾病了。当收缩压持续超过140mmHg，舒张压超过90mmHg，就称作高血压病。劳累、情绪波动、精神创伤等，能使患者血压突然升高，患者会出现心率增快、异常兴奋、发热出汗、口干、皮肤潮红或面色苍白、手足发抖的症状。若短期内血压急剧升高（达到200mmHg／130mmHg以上），同时出现剧烈头痛、耳鸣、眩晕、恶心、呕吐、面色苍白或潮红、视力模糊等，或者暂时性瘫痪、心绞痛、尿浑浊，就要注意了，因为这些是高血压危象。

出现高血压危象应立即采取一些紧急措施。患者立即卧床休息，保持镇静，缓解紧张、焦虑的情绪。头部抬高，不随意搬动患者，尽量避光。立即服用平日疗效较佳的降压药、血管扩张药，并拨打急救电话120求助。血压骤升者应有人陪护在身边，注意保暖，有条件者可给予氧气吸入。

昏迷病人有可能是中风，及时清除口鼻腔内分泌物，取稳定侧卧位，保持呼吸道通畅。

对高血压的治疗有几个错误的观点，来看看你中招没有：第一个错误，血压高不高，靠自我感觉来判断。事实上每个人对血压高低的耐受程度不同，而且脏器损害程度与血压的高低也不完全相关，症状的轻重与血压高低程度不成正比，你感觉没事，没准问题很严重。正确的做法是定期定时测量血压。第二个错误，血压一降立马停药。这样会使血压出现人为的波动。正确的方法是在医师的指导下对药物进行调整。原发性高血压患者须终生服药。第三个错误，有些患者希望血压降得越快越好。降压的原则应是缓慢、持久和适度。还有些患者不看自己的岁数已经很大，身体状况也不如以前，仍然一味地要求降压达到"正常"水平。老年人不可过度降低血压，强行降压势必会影响脏器的功能。还有人走入另一个极端，单纯依赖降压药，忽视了综合性治疗。

高血压病是多因素造成的，治疗也需要采取综合性的措施，否则就不可能取得理想的效果。除了选择适当的药物外，还要保证合理膳食、充分休息、心态平和。

对于高血压的预防主要集中在对其危险因素的控制，饮食上要求平时保持低盐、低脂、清淡饮食。生活要有规律，避免过度劳累和精神刺激。应早睡早起，不宜在临睡前活动过多或看刺激性的影视节目。多进行体育锻炼，避免过于肥胖，降低高血脂，防止动脉硬化，使四肢肌肉放松、血管扩张，从而降低血压。避免长期从事强度较大的工作，调节情绪，不要使自己长期处于精神紧张、焦虑、忧郁等状态下。

4. 牙齿被磕掉了，应该怎么处理？

现在牙齿问题困扰着越来越多的人，比如虫牙、蛀牙、牙周炎，等等。有时候不小心摔一跤，牙齿就被磕掉了。其实，牙齿磕掉不用过于担心，如果条件具备，牙齿是可以再植的。刚刚脱落的牙齿，如果能在30分钟内进行复位，90%能长期存活；而口腔外保留2个小时以上的患牙，再植成功率就会大大降低。因此，牙齿被磕掉应该尽快到医院治疗。

磕掉牙后，有人不懂得如何处理，要么直接丢掉了，要么用纸巾擦干包上随便放在哪，还有的用小刀把牙齿外围刮干净。这么胡乱一弄，破坏了牙齿周围的牙周膜，牙齿真的就保不住了。

一旦牙齿被磕掉了，不要惊慌，要第一时间找到掉落的牙齿。注意不能捏住牙齿根部那一端，要捏住牙冠那一端。因为牙根部附着牙周膜组织，捏拿受损后影响再植成功率。

如果牙齿较脏，可用凉的自来水冲洗，最多10秒钟。不要用手或布擦洗牙根，也不能用纸、干布包裹，防止损伤牙周膜。要用湿毛巾将于牙齿小心包好，或者将牙齿浸泡在牛奶里保湿。将牙齿保存在水和干燥的环境中效果都不理想，而牛奶中含有大量的氨基酸、蛋白质和盐分等营养物质，对于保存细胞活性起到关键作用。

如果是在野外，没有这些物品，那就干脆将掉落的牙齿放在嘴里，舌头底下含着，然后尽量在30分钟以内赶到医院口腔科，进行再植固定。如果发生牙体断裂，也要保留断裂部分，尽快去医院就诊。

牙齿磕掉了，出血状况会比较严重，需要立刻止血。如果出血较多，就要找一块医用棉花塞住流血的地方。要是没怎么出血，就用盐水漱漱口，如果牙痛，可以服用止疼片，或者敷冰袋。

只要跌倒、车祸、撞击等造成的牙齿掉落，才适合再植。如果是因为龋齿、牙髓炎等牙病导致的牙齿脱落，可以选择种植牙。

牙齿脱落再植后，应尽量避免再次受到硬力外伤，避免用患牙咀嚼坚硬的食物或撕裂食物。切不可咀嚼过硬的食物，不然会加重对牙齿的损伤。要保持口腔清洁及卫生，尽量选择软毛的牙刷。每次饭后应用淡盐水或者漱口水来漱口，定期去医院做复查；平时活动的时候要保护好自己，防止牙齿受到外伤。要掌握正确的刷牙方式，每次刷牙不得少于5分钟。

5.患有胆结石，正是因为不吃早餐！

一名21岁的女孩，常年不吃早餐，平时经常胃疼，这一天实在忍不住就去了医院。医生检查原来是胆囊结石，通过腹腔镜胆囊切除术，从患者的胆囊里取出30多颗结石。这个还不是最恐怖的，还有人的胆囊里取出一整盒的结石，大大小小足有2100多颗。

胆石症也是一种常见病。依据发生部位不同，胆石症可分为胆囊结石和胆管结石。胆汁中胆盐、磷脂和胆固醇的含量比例失调时，或者胆汁的pH值改变，胆固醇过饱和，胆固醇成为不溶性的，就会从胆汁中析出胆固醇结晶而形成胆固醇结石。患胆道蛔虫后，蛔虫的尸体、带入的细菌和脱落的上皮细胞也可形成胆石核心。

经常不吃早饭，是结石形成的主要原因，甚至是最主要的原因。因为早上不吃东西，胆汁酸正常的循环机制被打乱，胆汁酸无法排出，也无法充分溶解胆固醇，从而导致胆固醇的浓度增高，发生沉淀。尤其是早晨，人体经过睡眠并且十几个小时没有进食，胆囊里的胆汁最为浓稠，此时不吃早饭，胆固醇更容易沉淀结石或患胆囊炎。

这里，我教大家判断胆结石的方法：右上腹阵发性绞痛，可向右肩部放射，多伴有饱胀、恶心、呕吐和发热，自己用手按压右上腹疼痛明显。这主要是胆系炎症的表现，不过一般人都会将这当成是胃痛而缺乏重视。胆结石患者有时候疼得受不了，表现为胆绞痛、急慢性胆囊炎的症状，有时候又毫无感觉，只是在体检或手术时发现。患者有无症状，与结石大小、所处部位、是否合并感染、梗阻，及胆囊的功能有关。

胆结石常与胆道感染同时存在。胆道系统感染者中90%以上同时伴有结石。更严重者，如果结石堵塞了胆道，伴有发热及上腹痛等上述表现的同时会出现眼黄、尿黄的现象。胆囊结石长期嵌顿但未合并感染时，胆汁中的色素被胆囊黏膜吸收，并分泌黏液性物质，而致胆囊积液。积液呈无色透明，称为"白胆汁"。

胆囊结石的治疗手段有手术和非手术两种。手术治疗就是切除病变的胆囊或取出胆管结石，可以有传统的外科开腹手术和现代的内镜下微创两种治疗方式。非手术疗法，是通过药物利胆排石治疗或中西医溶石对症治疗。

6.内出血的判断和急救办法

当外界暴力作用于人体后，深部组织、器官损伤，血液从破裂的血管流入组织、器官间隙或体腔内，或经气道、消化道、尿道排出，而未通过破损的皮肤黏膜流出，体表看不到流出的血液，这样的出血即是内出血，比如颅内血肿、肝脾破裂等。

在医生看来，相较外出血来说，内出血更危险，更难处理。像刺伤、刀割伤、被动物咬伤造成的出血，即便普通人，经过简单学习也能自己处理。皮下出血更是"毛毛雨"了。但是内出血，在医院外边几乎没有办法处理。诊断内出血最明确的办法是腹穿抽出血性液体，另外腹部B超提示有腹腔积液。但是在户外，情况紧急，普通人如何迅速判断内腔脏器的损伤情况，以尽快采取正确措施应对呢？可以从下面几方面观察：

持续脉搏加快，有呼吸急促、肋间隙饱满、气管向健侧移位，可判断为胸腔内出血。

肝、脾、肾、肠系膜，腹腔内大血管等破裂。该类病人受伤后马上会感觉到腹痛并迅速蔓延至全腹，出冷汗、呕吐、口渴、烦躁或表情淡漠，甚至休克、昏迷。出现这些症状，即可判断为腹腔内出血，应分秒必争地将病人转送医院实施手术治疗。

胃、十二指肠，小肠、大肠，胰腺破裂。该类病人伤后有局部腹痛或不适，逐渐出现腹痛，并自局部蔓延至全腹，伴有恶心、呕吐、腹胀、精神逐渐变差。应争取在6~8小时内转送到医院手术治疗。

能引起血尿、无尿，可判断为肾破裂，尿路、膀胱损伤，输尿管、尿道断裂。患者感觉到腰、下腹部、会阴部和双大腿内侧疼痛，排出血尿或排不出小便，也应及时转送医院治疗。

伴有头痛、恶心、呕吐，抽搐、癫痫，意识障碍等，头部受到撞击，可判断为颅内血肿。

内出血的病因比较复杂，但是急救方法都是一致的。在判断出伤者内出血的情况下，要采取以下措施：

让伤者躺下，使大脑有较多血液供应。安慰患者，使其尽量保持安静。内出血患者忌讳移动，不要搬动他，也别让其乱动，不要由于腹痛就用手去用力揉擦腹部，避免加重出血。不要给其吃东西，也不要喝水，目的是避免手术时导致其发生呕吐造成窒息。

如有排泄物或呕吐物，要留交给医生检查化验。如发生休克，可将双脚垫高。同时也要注意保暖。

内出血这样的急症耽误不得，处理完毕后，需紧急拨打急救电话120，等待救护车到来。如救护车短时间内无法到达，应送患者去就近有条件的医院诊治，越快越好。

7.吐血的急救处理

老百姓说得最多的就是"气得吐血"。针对吐血这个问题，医生们会把它分成两种情况。那种喉咙以下的呼吸器官出血，经咳嗽从口中排出的叫咯血。咯血常伴有咳嗽、咳痰，血为鲜红色，常混有泡沫及痰，量一般不多。引起咯血的疾病繁多，如果不是内伤中毒走火入魔，可以判断为呼吸系统疾病，如肺结核、肺癌、支气管炎、肺炎等。另外，一些心血管系统疾病，如风湿性心脏病、肺动脉高压，以及全身性疾病，如血小板减少性紫癜、白血病、血友病、再生障碍性贫血等，也可引起咯血。

咱们再说另一种，呕吐血液叫呕血。呕血患者多先恶心，然后呕咖啡色血液，继而排出黑便。食管或胃出血多导致呕血及黑便。三个疾病主要病因是：消化性溃疡、食管或胃底静脉曲张破裂出血、急性胃黏膜损伤出血。主要由消化系统疾病、血液病、抗凝剂治疗过量等原因引起。

两种吐血简单说就是，一个是伤了肺，一个是伤了胃。对于普通患者来说，都是经口腔排出的血液，很难分清咯血和呕血的区别。区分不清就不利于病情的治疗。

那么我来给大家讲一讲如何区分。

呕血的呕吐物中会带有血渍。呕血前，大部分患者先出现恶心的感觉，接着因为恶心感加重，导致患者呕吐。消化道类疾病容易引发呕血，如果呕吐物中所带的血渍是鲜血，这种情况一般是食道的问题；如果血渍是咖啡色，大多数是十二指肠出了问题。

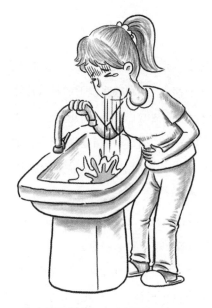

吐血不可轻视，分析清楚原因最关键

咯血也被称为咳血，是喉以下呼吸道出现问题引起出血，再从口腔内排出。患者咯血前也是有预兆的，一般喉咙处会产生发痒、胸闷的感觉，排出的血液中可带痰液，也有可能不带痰液。

呕血患者的大便中也会带有血迹，因为在肠道停留过的原因，所以大便呈黑色。咯血患者如果不是误吞血液，大便中不会带血，排出的大便颜色也是正常的。

对咯血患者这样来处置：先是卧床休息，避免吸入性肺炎的发生。吃一些流质或半流质易消化的食物，保持大便通畅，以免大便时费力再次咯血。咳嗽剧烈妨碍止血时，可在血咯出后口服镇静类药物。

对呕血患者这样来处置：同样的，绝对卧床休息，取平卧位，或将双下肢抬高30°，保持患者呼吸道通畅，防止呕血时将血吸入气管内发生窒息。有剧烈恶心、呕吐时，频繁呕吐或食道静脉曲张破裂出血者，可暂时禁食。患者烦躁不安、情绪紧张时，可给予镇静剂。应尽快将患者送往医院，由医生应用止血药物等方法进行救治。

8.急性胰腺炎与喝酒的关系

急性上腹痛、恶心呕吐、发热和血胰酶增高，是急性胰腺炎的特征，这是胰酶在胰腺内被激活后引起胰腺组织自身消化、水肿、出血甚至坏死的炎症反应。急性胰腺炎轻重程度不等，轻者以胰腺水肿为主，重者胰腺出血坏死，常继发感染、腹膜炎和休克等，致死率较高。

急性胰腺炎常于饱餐和饮酒后1~2小时内发病。疼痛为持续性，有阵发性加剧，呈钝痛、刀割样痛或绞痛，常位于上腹或左上腹，亦有偏右者，可向腰背部放散，仰卧位时加剧，坐位或前屈位时减轻。

急性胰腺炎诱发有这么几个病因：蛔虫、结石、水肿、肿瘤或痉挛等原因可使胰管阻塞而形成急性胰腺炎。十二指肠邻近部病变也是引发急性胰腺炎的病因。其他高钙血症与甲状旁腺功能亢进可诱发急性胰腺炎；某些传染性疾病如流行性腮腺炎、病毒性肝炎等可伴有胰腺炎。急性胰腺炎的病因还与喝酒有关。长期大量饮酒，暴饮暴食，促进胰酶大量分泌，致使胰腺管内压力骤然上升，引起腺泡破裂，胰酶进入腺泡之间的间质而促发急性胰腺炎。

明白了这些道理，就知道该采取什么措施了。

急性胰腺炎发作时，应马上停止饮酒和进食食物，最好卧位休息。应立即拨打急救电话120。平时减少暴饮暴食及极度疲劳，提倡健康饮食。发病后如果出现轻重不等的休克时，须马上按照休克急救措施对患者施救。患者会恶心、呕吐。施救者需要帮助患者清理呕吐物，保持呼吸道通畅。急性胰腺炎还会导致脱水，脱水主要由肠麻痹、呕吐所致，而重型胰腺炎在短时间内即可出现严重的脱水及电解质紊乱。出血坏死性胰腺炎，发病后数小时至十几小时即可呈现严重的脱水现象。发生脱水时应及时喝补液盐。

若要不得病，平日就得注意预防。平素酗酒的人，由于慢性酒精中毒和营养不良而致肝、胰等器官受到损害，抗感染能力下降。在此基础上，因一次喝酒而致急性胰腺炎者甚多，所以戒酒应是预防方法之一。暴食暴饮，可导致胃肠功能紊乱，使肠道的正常活动及排空，以及胆汁和胰液的正常引流发生障碍，引发急性胰腺炎。所以，切忌暴食暴饮。

此外预防肠道蛔虫，及时治疗胆道结石和避免引起胆道疾病急性发作，都是避免引发急性胰腺炎的重要措施。

9.切记：莫以"疝"小而不为

疝气俗称"小肠串气"，指腹内器官的一部分，通过肌肉内壁薄弱部分向外突出的现象。这个"腹内器官的一部分"通常指的是肠的一小段，但是除了小肠、盲肠，膀胱、卵巢、输卵管等脏器也有可能通过薄弱点形成疝气。得疝气的群体一般是老人和幼儿，肥胖人群也经常患这种病。

腹股沟疝的病因并未完全清楚，主要与腹壁薄弱、腹腔内压力增高等有关。引发腹股沟疝的原因既有鞘状突未闭、腹股沟发育不良等先天因素，又有岁数大、生长发育不良、营养代谢不良等后天因素。

最常见的疝气是腹股沟疝。据统计，大约有27%的男性和3%的女性一生中曾经出现过腹股沟疝。还有人研究发现，人类出现腹股沟疝的概率要远远高于其他哺乳动物，这是因为人类选择了直立行走。站立姿势下，人体腹部受到重力的影响，导致腹腔下部腹股沟处压力增大，进而易引发腹股沟疝。

看似平常的咳嗽、喷嚏、重体力劳动、便秘用力过度，都可能引发疝气，另外幼儿腹壁强度不足、老人腹壁强度降低也是疝气的高危因素。

如果肿胀处不痛，让患者躺下，肿胀就会消失。如果患者剧痛，尤其是伴有呕吐腹痛，则可能是"绞窄性"疝气，须立即进行手术治疗。

疝气影响患者的消化系统，影响营养的吸收，会出现营养不良、易疲劳、体质下降等症状，从而危害身体健康，特别是对处于发育阶段的婴幼儿来说影响更大。因腹股沟与泌尿系统相邻，长期得不到治疗，对不同人群会有如下影响：会影响幼儿生殖系统的正常发育；影响成年人的性生活；可能导致女性不育不孕；老年人则会出现尿频、尿急等症状，还会诱发前列腺疾病。因为疝容物来回往复，不断摩擦极易发生炎性肿胀而导致嵌顿、绞窄、腹部剧痛等危险情况的发生，甚至有可能危及生命。此外，患者心理和身体所承受的负担也不容忽视。

疝气的判断很容易，一是腹部鼓胀，腹部或腹股沟处疼痛；二是呕吐。

疝气的治愈主要通过外科手术治疗。治疗疝气的手术与阑尾炎手术一样几乎是医院里最常见的外科手术了，一个小时左右便可以完成。有些患者不敢做手术，选择使用疝带或紧身衣，但这只能暂时性地阻止肿块继续增大，并不能彻底治愈疝气。

如果身边有人突发疝气，我们需要做些什么呢？我们可以安慰伤病者，缓解其不适感。帮助患者选择一个让他自己感到舒服的姿势，倚靠枕头或椅垫半卧，屈膝下边垫上衣物或枕头。不要试图替患者或让他自己将疝囊推回体内。疼痛缓解后，立即前往医院或者拨打急救电话120。

声 明

　　书中描述的急救方法仅供参考，不作为实际情况中完全依赖的手段。当突发危急情况时，应根据具体情况具体分析，在施以正确急救的同时尽快拨打急救电话120，以免错过最佳急救时机。